一看就懂

中醫入門

醫學博士・孟河醫派傳人

武建設 主編

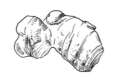

導讀

想學中醫卻不知從何入手？

普通人也能學會望、聞、問、切嗎？

怎樣辨別自己的體質？

......

許多零基礎的中醫愛好者以及初學者都有學習中醫知識的意願，但中醫博大精深，若不得其法，很難深入其門。所以，擁有一本包含中醫理論知識及基礎方法的入門書，顯得尤為重要。

本書秉著「有用、實用、易用」的宗旨，從基礎理論談到診斷方法，從中藥方劑論到辨證治療。內容深入淺出，通俗易懂，實用性強，希望廣大中醫愛好者和中醫初學者透過閱讀和學習本書內容，能夠掌握中醫診斷、治病的原理和方法，做自己的家庭醫生！

目　錄

第一章　初識中醫：打開中醫的大門

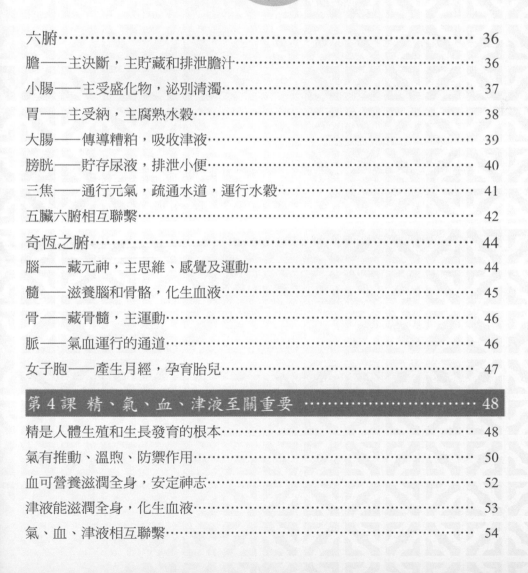

第二章 診斷入門：望、聞、問、切，辨別疾病

第三章　中藥與方劑：治病的良方

第四章 常見病辨證治療，求醫不如求己

初識
中醫

五行
學說

藏象
學說

陰陽
平衡

經絡
腧穴

病因
病機

第一章

初識中醫：
打開中醫的大門

幾千年來，中醫學在不斷實踐中逐步完善
和提升，久盛不衰，碩果纍纍。本章主要介紹
中醫的基本理論，為中醫入門奠定基礎。

第1課 陰陽平衡，百病不生

　　陰陽學說是中醫學的理論基礎。想要明白中醫學與陰陽學說之間的關係，就必須先認識並了解陰陽學說。

陰陽學說——中醫學理論基礎

　　陰陽學說是中國古代樸素的辨證法思想。古人認為，世間任何事物都具有既對立又統一的「陰」和「陽」兩個方面，這兩者在不斷變化過程中相互作用，是一切事物運動轉化的根源。

　　人體的生理活動、疾病的發生與發展，離不開陰陽這個根本。因此，想要掌握疾病的發展過程，探究疾病的本質，就必須探求人體陰陽變化的情況。

什麼是陰陽

　　「陽」代表事物具有動態的、活躍的、發散的、剛強的特性；「陰」代表事物具有靜態的、不活躍的、凝聚的、柔和的特性。相互聯繫的事物，也可以分為陰陽兩面。例如，天為陽、地為陰，日為陽、月為陰，火為陽、水為陰，男為陽、女為陰，晝為陽、夜為陰等。以身體為例，肉體為陰，生命活動為陽；內在的臟腑為陰，外露的皮毛為陽；腹為陰，背為陽等。

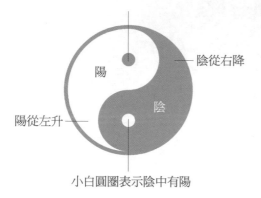

小黑圓圈表示陽中有陰

陰從右降

陽

陰

陽從左升

小白圓圈表示陰中有陽

陰陽的變化規律

互根互用

　　陽依附於陰，陰依附於陽，它們相互滋生、相互依存，任何一方都不能離開另一方而單獨存在。以人體活動為例，臟器的機能運作（陽）必須依賴於營養物質（陰）的供給；而營養物質又依靠臟器的機能運作方能轉化產生。因此，營養物質是機能運作的物質基礎，機能運作則是化生營養物質的動力。這種相互依存、化生的關係貫穿於整個生命活動過程，一旦「陰陽離決」，生命就將告終。

對立制約

　　陰陽具有對立制約的關係，即陰陽雙方在一個統一體中會相互鬥爭、相互排斥及相互制約。這種對立與制約機制，使陰陽之間得以維持動態平衡，從而促進事物發展和變化。人體的生理作用與病理狀態，也體現著陰陽的對立制約關係，陰陽之間的對立制約關係一旦失衡，就可能出現「陰勝則陽病，陽勝則陰病」、「陽虛則陰盛」、「陰虛則陽亢」等情況。所以中醫治病會「動極者鎮之以靜，陰亢者勝之以陽」，務求使陰陽雙方相互制約，以達到協調平衡，即「陰平陽秘，精神乃治」。

消長平衡

　　陰陽雙方在對立、互根的基礎上永恆持續的運動變化著，不斷出現「陰消陽長」與「陽消陰長」的現象，這是一切事物運動發展和變化的過程。在人體中，各種機能運作必然會消耗一定的營養物質，這是陽長陰消的過程；反之，各種營養物質的化生，又必須要消耗一定的能量，而這就是陰長陽消的過程。正常生理狀態下，陰陽消長將始終處於一種動態平衡。如果平衡狀態被打破，將造成某一方面的偏盛或偏衰，因而導致疾病發生。臨床的不同證候也存在陰陽消長的情況，例如，陰盛則見寒證，人受冷後會出現胃寒、腹痛、腹瀉等症狀；陽盛則見熱證，出現高熱、口渴、皮膚紅等急性熱病症狀。陰虛，則「陽」相對突出，因為熱屬陽，故陰虛多見熱證（虛熱）；陽虛，則「陰」相對突出，因為寒屬陰，故陽虛多見寒證（虛寒）。

相互轉化

　　同一體的陰陽屬性，在一定條件下，發展到一定階段，雙方可能會向其相反的方面轉化，陰可以轉為陽，陽可以轉為陰，稱之為「陰陽轉化」。如果說「陰陽消長」是一個量變的過程，那麼轉化便是一個質變的過程。某些急性熱病，由於邪熱極重，大量耗傷機體*正氣，在持續高熱的情況下，會突然出現體溫下降、四肢厥冷、脈微欲絕等陰寒危象，這種病症變化即屬由陽轉陰。

　　掌握陰陽互根、陰陽消長、陰陽轉化的規律，就可以做到執簡馭繁，洞察病情的發展規律，並進行正確的辨證施治。

_____

*中醫視人體為具高度智慧的有機整體。

如何分辨陰陽失衡 ✎

　　每個人都會生病，但疾病究竟是怎麼發生的呢？中醫認為，當人體陰陽平衡時，身體就是健康的狀態，體內陰陽一旦失衡，人就會生病。

陰證與陽證

　　中醫理論認為，正邪相爭會破壞人體內的陰陽平衡狀態。《黃帝內經・素問・陰陽應象大論篇》提到：「陰勝則陽病，陽勝則陰病。陽勝則熱，陰勝則寒。」根據陰陽失調程度，可分為陰證和陽證兩大類。

　　陰證是體內陽氣虛衰、陰邪偏盛的證候。因此，陰盛多見寒象，以畏寒、肢冷、精神萎靡、脈沉無力或遲等為主證。主要是因為臟腑器官功能低下，機體反應衰減所致，多見於年老體弱，或久病者。

　　陽證是體內陽氣亢盛、正氣未衰的證候。陽盛，所以多見熱象，以身體發熱、惡熱、肢暖、煩躁、脈數有力等為主證。由臟腑器官機能亢進而形成，多見於體壯者，新病、初病者亦多為實熱表徵。

　　陰證與陽證的主要臨床表現可參考下表。

證候四診	陰證	陽證
望	面色蒼白或暗淡，身重蜷臥，倦怠無力，萎靡不振，舌質淡而胖嫩，舌苔白而潤滑	面色潮紅或通紅，狂躁不安，口唇燥裂，舌質紅絳，舌苔厚，甚則燥裂，或黑而生芒刺
聞	語聲低微，靜而少言，呼吸怯弱，氣短	語聲壯厲，煩而多言，甚則狂言，呼吸氣粗，喘促痰鳴
問	飲食減少，喜溫熱，口不渴，口淡無味，大便溏薄，小便清長或少	口乾口苦，喜涼，煩渴欲飲，大便燥結，小便短赤
切	疼痛喜按，身寒足冷，脈沉、細、澀、遲、弱、無力	疼痛拒按，身熱足暖，脈浮、洪、滑、數、實而有力

Q 陰陽失調的主要證型有哪些？

陰陽失調是指人體臟腑、經絡等生理功能產生了變化。陰陽失調的原因不同，表現的症狀也不同，主要有陽氣偏盛、陽氣偏衰、陰氣偏盛、陰氣偏衰四種。

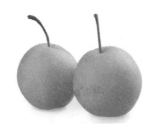

梨有清熱的功效，適合陽氣偏盛者食用。除了梨之外，綠豆、苦瓜、百合等清熱食材，常食有助於防治陽氣偏盛引起的便祕。

陽氣偏盛

陽氣偏盛會導致陰氣相對不足，陰氣不能制約陽氣，陽氣亢盛，人體就會表現出火熱熾盛的症狀。

症狀表現：怕熱，滿面通紅，大汗，口渴，大便祕結，小便黃赤，舌質紅、舌苔黃燥，脈滑數有力等。

病因：感受外界熱邪所致，中醫將其概括為「陽盛則熱」，這種熱是實熱。

陰氣偏盛

陰氣偏盛會導致陽氣相對不足，陽氣不能制約陰氣，陰氣過盛，人體就會表現出陰寒過盛的症狀。

症狀表現：惡寒，無汗，頭痛，腰痛，關節疼痛，肢體僵硬，口不渴，舌質淡、舌苔薄白，脈浮緊等。

病因：感受外界寒邪所致，中醫將其概括為「陰盛則寒」，這種寒是實寒。

陽氣偏衰

陽氣偏衰會導致陰氣相對過盛，陽氣不能制約陰氣，人體就會表現出陽虛寒冷的症狀。

症狀表現：怕冷，手腳不溫，大便偏稀、不成形，小便清長，舌質淡嫩、舌苔白，脈沉細等。

病因：陽氣偏衰是人體陽氣本身的虛弱，中醫將其概括為「陽虛則寒」，這種寒是虛寒。

陰氣偏衰

陰氣偏衰會導致陽氣相對亢盛，陰氣不能制約陽氣，人體就會表現出內熱火旺的症狀。

症狀表現：手心、腳心發熱，心煩失眠，潮熱、盜汗，咽乾，舌質紅絳、苔少甚至無苔，脈細數等。

病因：這就是中醫常說的「陰虛陽亢」，陰氣偏衰的原因是人體陰氣本身虛衰，中醫將其概括為「陰虛則熱」，這種熱是虛熱。

診斷時辨別陰陽

中醫診斷疾病的過程包括診察疾病和辨識病證兩個方面。《黃帝內經‧素問‧陰陽應象大論篇》說：「善診者，察色按脈，先別陰陽。」陰陽學說用於疾病的診斷，主要包括分析四診所收集的資料，並歸納各種病證的陰陽屬性。

分析四診資料

將望、聞、問、切四診所收集的各種資料，包括症狀和體徵，以陰陽理論辨析其陰陽屬性。

1. 色澤分陰陽：觀察色澤的明暗，可以辨別病情的陰陽屬性。色澤鮮明為陽病；色澤晦暗為陰病。

2. 氣息分陰陽：觀察呼吸氣息的動態，聽其發出的聲音，可以區別病情的陰陽屬性。以聲息的動態分陰陽屬性，語聲高亢洪亮、多言而躁動者，多屬實、屬熱，為陽；語聲低微無力、少言而沉靜者，多屬虛、屬寒，為陰。呼吸微弱，多屬於陰證；呼吸有力、聲高氣粗，多屬於陽證。

3. 寒熱、動靜、喜惡分陰陽：了解患者的動靜、喜惡等情況，也可以區分病證的陰陽屬性。躁動不安屬陽，蜷臥靜默屬陰；身熱惡熱屬陽，身寒喜暖屬陰。

4. 脈象分陰陽：辨脈之部位、動態、至數、形狀也可以分辨病證的陰陽屬性。如以部位分，寸為陽，尺為陰；以動態分，至者為陽，去者為陰；以至數分，數者為陽，遲者為陰；以形狀分，浮大洪滑為陽，沉澀細小為陰。
（編註：脈象請參照第 114 頁〈切診〉）

概括病證

辨別病證性質屬陰或屬陽，是診斷疾病的重要原則。

「八綱辨證」是中醫學辨證理論之綱領，包含表、裡、寒、熱、虛、實等，並進一步分為陰證與陽證。其中表證、熱證、實證屬陽；裡證、寒證、虛證屬陰。

精、氣、血、津液辨證中，精血、津液與氣相較，精血、津液主靜而屬陰，氣主動而屬陽，故精血、津液不足屬陰而氣虛屬陽。

臟腑辨證中，臟腑精氣陰陽失調可以表現出許多複雜的證候，但概括起來，無外乎陰陽兩大類。

總之，陰陽學說廣泛應用於四診和辨證之中，只有辨清陰陽，才能正確分析和判斷疾病的性質。

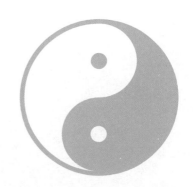

中藥也分陰陽

　　陰陽學說應用於疾病的治療，不僅可以確定治療原則，也可用來概括藥物的性能，作為指導臨床用藥的依據。根據確定的治療原則，選用適宜的藥物，才能收到良好的治療效果。

　　藥物的性能，主要靠它的氣（性）、味和升降浮沉來決定，而藥物的氣味和升降浮沉，又可以用陰陽來歸納說明。

氣

　　中藥的氣是指藥性，包括寒、熱、溫、涼四種藥性，又稱「四氣」。其中寒、涼屬陰，溫、熱屬陽。一般說來，屬於寒性或涼性的藥物，如黃芩、梔子等，能清熱瀉火，減輕或消除機體的熱象，熱證多用之；屬於熱性或溫性的藥物，如附子、乾薑之類，能散寒溫裡，減輕或消除機體的寒象，寒證多用之。

味

　　中藥的味又叫「五味」，包括酸、苦、甘、辛、鹹五種。有些藥物具有淡味或澀味，故實際上不止五味，但習慣上仍稱為五味。酸味能收斂，苦味能瀉能堅，甘味能滋補與緩急，辛味有發散之性，鹹味能軟堅和瀉下。故辛、甘兩味屬陽，酸、苦、鹹三味屬陰。

　　臨床用藥過程中，一般會依據病證的性質，將藥物的氣與味綜合考慮再開處方。每味藥都具有氣與味兩個方面的特性，配方時需根據病證的性質來決定是用其氣還是味，或者是氣、味皆用。比方苦味藥一般有降與下等作用，若與溫性相配，能降氣化痰，多用於痰飲等陰性病；若與寒性相合，能清熱瀉下，多用於實熱等陽證。

升降浮沉

　　升是上升，降是下降，浮為浮散，沉為重鎮。具有升陽、解表、祛風、散寒、湧吐、開竅等功效的藥物，其性升浮，作用大多是向上行或向外，因而屬性為陽；具有瀉下、清熱、利尿、重鎮安神、潛陽息風、消導積滯、降逆、收斂等功效的藥物，其性皆沉降，作用多為下行或向內，故屬性為陰。

第 2 課 有趣的五行學說

五行學說與陰陽學說一樣，也屬於古代哲學的範疇，是人們認識事物和分析事物的一種思想方法。五行學說將人體與自然聯繫起來，與陰陽學說共同構成了中醫學的理論基礎。

五行學說將人體與自然聯繫起來

什麼是五行

五行學說是中國古代的一種樸素的唯物主義哲學思想。五行學說將宇宙間一切事物，歸屬為木、火、土、金、水等五種物質元素，凡具有某種運行規律的事物或現象即可歸於某一行。自然界各種事物和現象的發展變化，都是這五種物質不斷運動和相互作用的結果。

中醫學將五行學說應用於醫學領域，以系統結構觀點來觀察人體，闡述人體局部與局部、局部與整體之間的聯繫，以及人體與外界環境的統一性，對於提示機體內部與外界環境動態平衡的調節機制，闡明健康與疾病、疾病的診斷和防治等有重要作用。

五行的特點和歸屬

五行	特點	歸屬
木	升發、條達	樹木的枝幹都是向上向外周舒展的。凡具有生長、升發、條達等性質或作用的事物和現象，歸屬於木
火	炎熱、向上	火具有炎熱、上升、光明的特性。凡具有溫熱、上升、光明等性質或作用的事物和現象，歸屬於火
土	長養、化育	土具有載物、生化的特性。凡具有生化、承載、受納性質或作用的事物和現象，歸屬於土
金	清肅、斂降	金具有能柔能剛、變革、肅殺的特性。凡具有沉降肅殺、收斂等性質或作用的事物和現象，歸屬於金
水	滋潤、下行	水具有滋潤、下行的特性。凡具有滋潤、下行、寒涼、閉藏等性質或作用的事物和現象，歸屬於水

五行學說與人體

　　歷代醫家為了說明人體內外的整體性和複雜性，把人體的臟腑組織、生理活動、病理反應，以及與人類生活密切相關的自然界事物進行了廣泛的聯繫。五行學說將自然界及人體五臟與五行相對應，五臟又聯繫自己所屬的五腑、五體、五官等，形成了中醫學的以五行、五臟為中心的體系，體現出人體是一個整體，而這個整體是按照五行生剋變化規律相互聯繫和制約的一個有機整體，如下表所示。

五行——人體

五行	五臟	六腑	五官	形體	情志	五聲	變動
木	肝	膽	目	筋	怒	呼	握
火	心	小腸	舌	脈	喜	笑	憂
土	脾	胃	口	肉	思	歌	噦
金	肺	大腸	鼻	皮毛	悲	哭	咳
水	腎	膀胱	耳	骨	恐	呻	慄

五行——自然界

五行	五音	五味	五色	五化	五氣	五方	五季
木	角	酸	青	生	風	東	春
火	徵	苦	赤	長	暑	南	夏
土	宮	甘	黃	化	濕	中	長夏
金	商	辛	白	收	燥	西	秋
水	羽	鹹	黑	藏	寒	北	冬

　　了解了陰陽、五行與自然界、人體的對應關係，可預先分析出身體可能發生的疾病，也可以根據季節、邪氣、臟腑及口味的變化，隨時注意身體改變的徵兆，做到未病先防、既病防變，這是陰陽五行傳統養生保健的獨到之處。

利用五行生剋調理臟腑

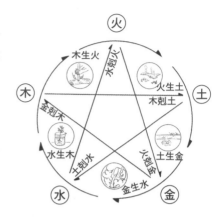

　　五行之間的關係包括相生與相剋二大類，即木生火、火生土、土生金、金生水、水生木，而木剋土、土剋水、水剋火、火剋金、金剋木。而中醫的五臟六腑，依其特性與五行對應，分別為肝屬木、心屬火、脾屬土、肺屬金、腎屬水，將此套用在五行生剋關係上，即為中醫指導臨床診斷和治療的立論依據。

五行相生關係對應到五臟

　　木生火：肝系統好，可以促進心系統正常運行。

　　火生土：心系統好，可促進脾系統正常運行。

　　土生金：脾系統好，可以促進肺系統正常運行。

　　金生水：肺系統好，可促進腎系統正常運行。

　　水生木：腎系統好，可促進肝系統正常運行。

五行相剋關係對應到五臟

　　木剋土：如果肝系統不好，則脾系統就會逐漸進入異常狀態，如肝胃不和等。但是土如果沒有草木的制約，又會沙漠化。

　　火剋金：心系統不好，肺系統就會逐漸進入異常狀態，如心肺衰竭等。但是，火不剋金，則金屬無所用途。

　　土剋水：如果脾系統不好，則腎系統就會逐漸進入異常狀態，如脾虛引起的腎病等。但是土如果剋不住水，水又會氾濫。

　　金剋木：如果肺系統不好，則肝系統就會逐漸進入異常狀態，如肺陰虛引起的肝陽亢進等。但是金若不剋木，木則瘋長無序。

　　水剋火：腎系統不好，心系統會逐漸進入異常狀態，如心腎症候群等。但是，水不剋火，火就會失控。

　　五臟之間的關係是相互資生、相互制約的，臟腑功能正常協調，化生精、氣、血、津液充足，臟腑形神得以充養，是身體健康的基本保障。

利用五行指導疾病的診斷 ✎

　　人體是一個整體，內在臟腑產生病理變化，功能活動及相互關係異常，會反映在體表相應的組織器官，可能會出現色澤、型態、聲音、口味或脈象等異常變化。由於五臟、五色、五音、五味等都可用五行來對應，因此診斷疾病時，可以透過望、聞、問、切四診獲得資訊，根據五行歸屬及生剋關係，來推斷疾病的發生、發展及預後。

望面色

　　根據五行對應表，五臟各有主色，肝色青、心色赤、脾色黃、肺色白、腎色黑，內臟精氣可以表現在面部，因此可透過面部色澤的變化來確定病變的相應臟腑。

辨口味

　　口味的異常變化，能反映五臟的病理狀態。不同的臟腑疾病會出現不同的飲食嗜味，如肝病嗜酸、心病嗜苦、脾病嗜甘、肺病嗜辛、腎病嗜鹹。

口味	對應五臟病理變化
酸	肝火太旺（肝火犯胃）
苦	心火偏旺
甘	脾胃濕熱
辛	肺氣不足
鹹	腎精虧虛

利用五行指導疾病的治療 ✎

五行相生用於調理疾病

根據五行相生規律，中醫確立了「虛則補其母、實則瀉其子」的治療原則。

補母：用於治療母子兩臟都虛或單純子臟虛弱的病證。例如，肝虛之證，就要補腎，這是因為腎水能生肝木；腎虛之證，就要補肺，這是因為肺金能生腎水；肺虛之證，就要補脾，這是因為脾土能生肺金；脾虛之證，就要補心，這是因為心火能生脾土；心虛之證，就要補肝，這是因為肝木能生心火。

瀉子：用於治療母子兩臟都亢盛或單純母臟亢盛的病證。日常生活中，如果水庫蓄水太多，肯定要洩洪，而瀉水的前提就是要有瀉水的地方。五臟關係中的「母」，就相當於蓄水的水庫，「子」就相當於瀉水的地方。如肝火熾盛，在瀉肝火的同時，還要瀉心火，這是因為瀉心火有助於抑制肝火偏亢。

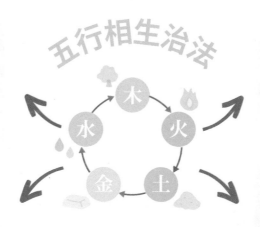

滋水涵木法

滋養腎陰以養肝陰。適用於腎陰虧損而肝陰不足，以及肝陽偏亢證。

培土生金法

補脾益氣而達到補益肺氣。適用於脾胃虛弱，不能滋養肺臟而致肺虛脾弱之證。

益火補土法

溫心陽而補脾陽。適用於心陽虛弱而致脾陽不振之證。

金水相生法

滋養肺腎陰虛。適用於肺虛不能輸布津液以滋腎，或腎陰不足，精氣不能上滋於肺，而致肺腎陰虛者。

五行相生治法

五行相剋用於調理疾病

根據五行相剋規律確定治療原則，剋者屬強，被剋者屬弱，因此，在治療時需採取「抑強」「扶弱」的方法。

抑強：用於相剋太過。抑制其強者，則被剋者的功能自然易於恢復。如肝氣橫逆，犯胃剋脾，出現肝脾不調、肝胃不和之證，稱為木旺剋土，治療宜疏肝、平肝。

扶弱：用於相剋不及。如肝虛鬱滯，影響脾胃健運，稱為木不疏土。治療宜以和肝為主，兼顧健脾，以加強雙方的功能。

抑木扶土法

以疏肝健脾藥治療肝旺脾虛的方法，如疏肝健脾法、平肝和胃法、調理肝脾法，適用於木旺剋土之證。

佐金平木法

清肅肺氣藥物抑制肝木的一種治療方法，又稱瀉肝清肺法，多用於肝火偏盛，影響肺氣清肅之證（木火刑金）。

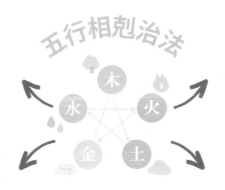

五行相剋治法

培土制水法

溫心陽而補脾陽。適用於心陽虛弱而致脾陽不振之證。

瀉南補北法*

又稱滋陰降火。瀉心火滋腎水的治法，適用於腎陰不足、心火偏旺、水火不濟、心腎不交之證。

＊瀉南補北法可以說是對「虛者補其母，實者瀉其子」一說的補充。中醫學認為，人與自然相適應，東方為木，入通於肝；西方為金，入通於肺；南方為火，入通於心；北方為水，入通於腎。補北（腎）瀉南（心）就是益水制火，即補腎瀉心，此為水不制火時的治法。

第 3 課　藏象學說之五臟六腑

藏象的「藏」與臟腑的「臟」相通，藏象學說的內容，是以臟腑為基礎。按照臟腑的生理功能特點，可分為臟、腑、奇恆之腑三類。臟，即肝、心、脾、肺、腎；腑，即膽、小腸、胃、大腸、膀胱以及三焦；奇恆之腑，即腦、髓、骨、脈、膽、女子胞。藏象把形與象結合起來，確切反映了中醫學對人體生理活動的認識。

五臟

肝——主藏血，主疏泄

《黃帝內經》裡面有這樣一句話：「肝者，將軍之官。」古代將軍擔負的責任非常巨大，他們須要憑藉勇氣和謀略，帶領士兵捍衛疆土，使外敵難以侵犯。在五臟之中，肝就是這樣的一個角色。

肝藏血，使人能正常活動

肝藏血，包括貯藏血液、調節血量等作用。

貯藏血液：肝如同「血庫」般，能貯藏一定的血液，以供人體活動所需，使其發揮濡養臟腑組織的作用。無論是身體哪個部位有需求，肝都會將所藏之血即時輸送過去。

調節血量：正常生理情況下，人體各部分的血液量是相對恆定的。但是，當機體活動劇烈或情緒激動時，人體各部分的血液需求量增加，於是肝臟所貯藏的血液會向機體外周輸布，以供身體機能運作。當人們在安靜休息及情緒穩定時，由於全身各部分的活動量減少，機體外周的血液需求量也相應減少，部分血液便會回歸並藏於肝臟，即所謂「人動則血運於諸經，人靜則血歸於肝臟」。

眼睛的好壞和肝有關

肝開竅於目，眼睛的視覺功能全仰賴肝血的濡養和肝氣的疏泄。若肝血不足，眼睛就會乾澀、痠脹，甚至引發視力減退，需補肝血來預防眼疾，最簡單有效的方法就是經常讓眼睛休息。中醫認為，用眼過程就是耗損肝血、使肝受累，閉目養神有助於肝血潛藏。經常用眼的人，每小時都應閉上眼睛休息十分鐘。

肝主疏泄，使氣不鬱結

　　氣是維持生命不可缺少的基本物質，氣在身體裡面不停地升降出入，以維持生命活動的穩定。氣不亂行、不鬱結，全靠肝的指揮，這是因為肝具有疏泄的功能。疏就是疏通，泄就是發泄、升發，也就是說，肝具有維持全身氣機*疏通暢達、通而不滯、散而不鬱的作用。若是出現了胸悶、頭痛、乳房脹痛、兩脇疼痛等症狀，表示肝的指揮能力下降了，須要疏肝理氣。

肝影響脾胃功能

　　氣血就是糧食，但糧食會慢慢被消耗掉。為了維持身體機能運作，肝臟會藉由協助脾胃來進行糧食的儲備與調度。若是肝本身功能失常，脾胃就不能充分完成本職工作，會出現腹脹、消化不良等問題。因此，肝的疏泄能力是保持脾胃消化功能正常與否的重要條件。

　　肝病患者，經常伴隨著消化功能不好的現象，容易出現腹脹、腹痛、便祕或便溏等消化問題，這是因為肝失疏泄而損及脾臟。所以肝病患者在保養肝臟的同時還要注意養護脾胃，日常盡量清淡飲食，少食辛辣刺激性食物，為脾胃減輕負荷。

肝有助於人體排毒

　　肝臟能排毒，使身體免受毒素所害。若是肝臟虛弱，排毒功能下降，會出現食欲下降、噁心、四肢乏力、不思飲食、眼睛乾澀、容易動怒等症狀。

*「氣機」為中醫術語，意指氣的正常運行機制。

肝臟不適的表現有哪些？

1. 女性月經不調
肝主疏泄，疏泄功能正常，則氣機舒暢，氣血平和；如果肝氣鬱結，則血流不順暢，則會影響女性月經，可能致使月經不調，甚至出現閉經。

2. 眼睛疲勞，視物模糊
肝開竅於目，當眼睛出問題時，如眼乾、刺痛、迎風流淚等症狀，可能是肝的陰血不足或是肝火上炎、肝陽上亢。

3. 情緒容易抑鬱、暴躁
肝臟是人體調控情緒的器官，所以當肝臟出現問題，失於疏泄時，會阻塞氣機的運行，人就容易抑鬱或暴躁。

4. 手指甲邊緣不平滑
指甲反映肝臟中的氣血狀況。健康的指甲通常中間隆起，邊緣光滑並向下彎曲。如果指甲的邊緣傾斜而不平滑，通常與肝臟藏血不足有關。

5. 手掌顏色發生變化，出現「肝掌」
長期肝功能不良，身體代謝能力變差，雌激素較高，容易使血管擴張，在手掌大小魚際處，可能出現片狀充血或紅色斑點斑塊，用力按壓後會變成蒼白色，稱為「肝掌」。

心——主血脈，主神志 ✎

　　心居於胸腔、橫膈膜之上，在五臟中居首要地位，主宰臟腑功能活動，因此有「君主之官」的稱號。

心主血脈

　　心主血脈，包含主血和主脈兩方面。

　　心主血，一方面是指心氣推動全身血液運行，為各個組織輸送營養物質，另一方面是指心生血。

　　心主脈，脈為血之府，是血液運行的通道。心臟和脈（血管）相互連接，形成一個密閉、獨立的血液循環系統。心依靠其陽氣的充沛，推動血液在脈中循環不已的運行，才能推動血液在全身血管中運行，以維持人體正常的生命活動。

> **Q**　**透過觀察舌頭可以反映心的病變**
>
> 　　舌為心之苗，心開竅於舌，是指舌為心之外候。《黃帝內經 · 素問 · 陰陽應象大論篇》中也提道：「心主舌」，這些都說明心與舌有著密切聯繫，舌的型態和功能的變化都可以反映心的狀態。當心的功能正常時，則舌體柔軟，舌質紅潤，活動靈活。如果心有病變，可以從舌上反映出來，如舌質淡白胖嫩，可能是心陽不足；舌上出現瘀點、瘀斑，可能是心血瘀阻；舌紅，可能是心火上炎。

心主神志

　　心主神志（主神明），中醫認為「心藏神」，是指心有主宰協調五臟六腑、形體官竅的一切生理活動，以及主宰人的精神、意識、思維、情志等功能。

　　心主血脈與心主神志的關係十分密切，血液為神志活動提供物質基礎，心的氣血充足則能養神，使心神靈敏不惑；反之，心神清明，則能駕馭氣及調控血液運行，以滋潤營養全身臟腑、形體官竅以及心脈自身。

心在液為汗

　　《黃帝內經・素問・宣明五氣篇》中提到「五臟化液」其中心主汗，因此，後世有「汗為心之液」的說法。古代醫學家認為，「心之所藏，在內者為血，發於外者為汗。」血與津液同源，而汗又是津液所化生的，故有「汗血同源」的說法。汗液由心所主的生理特點從病理上也可以證實，如果心陽不足，輕者可以出現自汗，重者就會大汗淋漓；心陰不足，可以出現盜汗。出汗過多會出現心慌的現象，這是因為大汗使得心氣耗散、心陽損傷。

心臟不適的表現有哪些？

1. 易生口瘡
中醫認為，心開竅於舌，舌和心臟的關係密切，潰瘍長在舌頭上，通常為心火上炎。

2. 失眠多夢
失眠實證多為火盛擾心，常伴隨口乾舌燥、五心煩熱等症狀。

3. 額頭易長痘
長期熬夜，壓力較大，心火旺盛成為火毒時，額頭會出現很多痘痘。

4. 心煩、狂躁
心神不安會導致心悸、失眠、煩躁、神志恍惚，甚至精神失常，出現哭笑無常、言語不休、狂躁妄動等症狀。

脾——主統血，主運化 ✎

脾被稱為「諫議之官*」，負責提供身體氣血。如果身體在工作中出現問題，脾就會履行「諫議」之職，向「君主之官（心臟）」彙報身體發生的變化，提醒主人應警惕身體的變化，類似現代醫學所說的「免疫監視」的作用。

脾統血，使血液在脈管中不溢出

「統」是統攝的意思，脾氣的固攝作用，能使血液在血管之中運行並防止溢出脈外。若脾氣虛衰，可能出現食少腹脹、少氣懶言、四肢乏力、面色蒼白、形體消瘦或者水腫等症狀，還可能發生內臟下垂及各種失血或失精（如蛋白尿、乳糜尿）問題。治療時，以補脾氣、補血為主。

中醫認為，「有形之血不能速生，無形之氣所當急固。」過去，病人大出血時無法輸血，就用上等的人參濃煎餵入口中，以補無形之氣、固攝有形之血，這便是著名的「獨蔘湯」。如今中醫治療各種出血病症時，凡是虛證者還是會採取這種健脾補氣之法來抑制出血。

🔍 **透過觀察口唇可以診斷脾病**

口腔，在消化道的最上端。脾開竅於口，人的飲食、口味等與脾的運化功能密切相關。脾氣健運時，食欲旺盛，口味正常。如果脾失健運，可能會出現食欲不振、口淡乏味等症狀。若濕熱困脾，就經常會有口黏、口甜的感覺。

唇的色澤與脾的運化也有密切關係。脾氣健運時，氣血旺盛，口唇紅潤而有光澤。如果脾虛不運，則氣血不足，口唇淡白沒有光澤。脾熱，則唇多生瘡；脾燥，則唇多乾裂。

---

*編註：出自《黃帝內經・素問》的遺篇〈刺法論〉。「脾者，諫議之官，知周出焉」。

脾主運化，脾氣強健是關鍵

運，轉輸、運送之意；化，消化、變化之意。脾的運化包含二部分，一是運化水穀，將食入的飲食化為精微物質並轉輸至全身；二是運化水液，脾對水液有吸收、轉輸和布散的作用。脾的運化功能，全賴於脾氣，脾氣強健水穀精微才得以正常地消化吸收，為化生精、氣、血、津液提供足夠的養料，使人體各部位得到充分的營養，以維持正常的生理功能。脾氣強健，運化水液的功能正常，才能防止水液在體內不正常停滯，預防產生濕與痰飲等病理產物。

脾主升清，為身體傳輸營養物質

升，有上升、向上輸送的意思；清，是指水穀精微等營養物質。脾將水穀精微等營養物質進行消化吸收後，向上部的心、肺輸送，再透過心、肺的作用化生氣血，最後經血脈脈絡輸送到全身，以營養各臟腑組織，維持其生理活動，因此才有了「脾主升清」的說法。脾之升清是和胃之降濁相對而言的，脾升、胃降相互配合，才能完成食物的消化、吸收和輸布。

脾臟不適的表現有哪些？

1. 舌苔白滑，有齒痕

中醫認為，由於脾虛而不能運化水濕，濕停滯於舌，導致舌體肥大，受到牙齒擠壓，舌體邊緣形成齒痕。如果舌苔色白而滑膩，並帶有齒痕，有可能是脾虛現象。

2. 身體水腫

飲食不節、心情抑鬱、思慮過甚、勞逸失調等原因都會引起脾虛。脾臟受到損害，運化水濕功能失常，就會導致水液在體內滯留，形成體表或四肢水腫。

3. 白帶過多

脾主運化水濕，如果體內濕氣過多，超出了脾的運化能力範圍，女性可能會出現白帶增多，甚則如水的現象。

4. 唇色蒼白，周圍長痘痘

脾開竅於口，口唇被認為是脾功能之外顯，口唇的色澤代表了氣血的盛衰。脾失健運時，氣血虛少，唇色就會蒼白，甚至萎黃沒光澤，口唇周圍也可能長痘痘。

肺──主氣，主肅降

人體的呼吸系統包括鼻腔、咽喉、氣管、支氣管和肺，其中最主要的呼吸器官是肺。肺位於胸腔，因肺葉嬌嫩，不耐寒熱，故有「嬌臟」之稱，與身體的呼吸、水分代謝等作用機制有關。

肺主氣，司呼吸

人的呼吸功能由肺掌管，我們從自然界中吸進新鮮空氣，呼出二氧化碳，確保氧氣的供應，使生命活動得以維持。若是肺功能異常，就可能出現呼吸不暢、咳嗽、氣喘等症狀。肺為嬌臟，所以平時就須要重視滋陰潤肺，可經常做深度呼吸以增強肺活量。

肺主肅降

中醫稱「肺主行水」「肺為水之上源」，肺既可以把人體氣機肅降到全身，也可以將體內體液肅降和宣發到全身各處。人體內的水液，透過肺氣的肅降作用向下輸送，經過腎與膀胱的氣化*作用，形成尿液排出體外，以維持體內水液代謝的平衡。肺氣的肅降作用，還可以促進大腸的傳導和排泄，推動食物代謝之後所產生的糟粕下行。

🔍 透過觀察鼻子可以診斷肺病

肺開竅於鼻。鼻為肺之竅，是呼吸的通道、肺氣出入的門戶。鼻的通氣和嗅覺的功能，主要依賴於肺氣的作用。肺氣和暢，呼吸通利，嗅覺才能正常，所以《黃帝內經‧靈樞‧脈度》曰：「肺氣通於鼻，肺和，則鼻能知香臭矣。」

肺部的疾病，大多由口鼻吸入外邪所引起。肺氣正常，則鼻竅通利，嗅覺靈敏；若肺有病，則可能出現鼻塞、流涕、嗅覺異常，甚至鼻翼煽動、呼吸困難等症狀。故臨床上，可從鼻的異常表現，作為推斷肺病變的依據之一。治療鼻塞流涕、嗅覺失常等疾病，大多採用辛散宣肺之法。

---

*中醫之「氣化」意指人體內氣的運動變化。氣化過程就是人體代謝過程，也是物質轉化、能量轉化的過程。

肺朝百脈

「朝（讀ㄔㄠ ✓）」有朝向、會合的意思，也有人將其解釋為「朝（讀ㄓㄠ）會」的意思，即古代群臣上朝朝參。肺朝百脈，是指百脈會合於肺，全身的血液流經肺，透過呼吸作用將體內的濁氣排出體外，然後將自然界的清氣透過血液循環系統輸送到全身。

肺主治節

《黃帝內經・素問》中說：「肺者，相傅之官，治節出焉。」傅，為教師之意；相，即宰相，古人把肺譬喻為朝廷的宰相，主要為輔佐君主，所以有治理調節的作用。肺主治節的生理功能主要表現在調節呼吸運動、全身氣機、血液循環以及津液代謝等方面。

肺主皮毛

皮毛，包括皮膚、汗腺、毫毛等組織，是一身之表，可抵抗外界邪氣入侵以及調節體溫，但是這些作用與肺臟功能好壞有關。肺臟的生理功能正常，肺氣充沛，皮毛得到的精華就會充足，皮膚則顯得水嫩潤澤緊緻，抵抗外邪侵襲的能力亦較強。若肺氣虛衰，則宣發衛氣和輸精於皮毛的功能也會減弱，皮膚就會乾燥粗糙，失去水潤光澤。

肺臟衰虛的表現有哪些？

1. 容易疲勞
中醫認為，勞則耗氣，肺氣不足者，會加重體內氣虛問題，因而加重疲勞感。

2. 容易水腫。
肺氣能調度體內津液，若是肺氣不宣，導致水液不能正常輸布和排泄，水濕停聚不化，就會發生水腫。

3. 五心煩熱
五心煩熱是指兩手心、足心發熱及自覺胸悶煩熱。通常由肺陰虛引起，而且臉頰常伴有紅血絲。

4. 聲音低怯
中醫認為，肺為聲音之門，肺氣可鼓動聲帶而發聲。肺氣虛，則鼓動聲帶的力氣不足，說話就容易氣短、聲音低微。

5. 容易便祕
肺與大腸互為表裡，如果肺失肅降，就會讓大腸通降失常、傳導阻滯，因而容易便祕或大便乾結。

腎——主藏精，主納氣

腎是人的本源，生命的基礎。《黃帝內經‧素問‧金匱真言論篇》提到：「夫精者，生之本也。」腎精不僅能決定先天身體狀況，也能決定後天身體體質強弱和壽命長短。不僅是腎精、腎氣，腎中陰陽也是維持生命的根本所在。因此，腎又被稱為「先天之本」。

腎藏精

腎中所藏的「精」，一是指生殖之精，一是指對身體具有滋養作用的精華物質，如氣、血、津液等。生命由先天之精所孕育，靠後天之精源源不斷地進行補充。先天之精來源於父母，後天之精由脾胃所化生。若父母先天腎虛，會影響到生殖系統健康以及繁衍後代的基本功能。

人體的生長發育，離不開腎氣的催化、推動作用。《黃帝內經‧素問‧上古天真論篇》裡面提到「天癸」的概念，隨著腎之精氣不斷充盛，女子到了「二七（約 14歲）」男子到「二八（約 16 歲）」時，天癸至，代表促進性腺發育逐漸成熟，具備生殖能力。腎中精氣的盛衰決定了人一生的生、長、壯、老、已，小孩子若腎氣不足，會出現發育遲緩、手足發軟、站立或行走困難等症狀。

經常腰疼是腎虛嗎？

如果腰部痠痛伴有畏寒肢冷，身體潮熱，手心、足心發熱，神疲乏力，頭暈失眠等症狀，多半和腎虛有關。女性腰痠、腰痛，則大多與月經、白帶有關。

若有長期腰痛問題，建議到醫院做進一步詳細檢查，以便找出原因，對症治療。平時應注意休息，避免過於疲勞，注意腰部保暖，避免吃辛辣刺激性的食物。

腎主納氣

俗話說「人活一口氣」，這個氣指的是呼吸。呼吸是生命活動的一種體現，人的呼吸雖然是由肺所主，但肺所吸入的清氣，最後都要下達到腎做進一步的攝納，呼吸運動才得以保持平穩和深沉。

腎主水

腎具有主持和調節人體水液代謝的功能。正常情況下，人體將含有營養成分敷布周身，將代謝廢物化為汗與尿液排出體外。腎主水的作用，主要靠腎陽的「蒸化」使水氣化，而後使氣聚為水，以利於水液在體內的布散和排泄。

腎虛的表現有哪些？

1. 大量脫髮

毛髮的生長全賴於精和血，腎藏精，故有「其華在髮」的說法。脫髮的原因很多，虛實夾雜，但大多與肝腎陰虛有關。

2. 眼圈發黑，沒有精神

人的腎功能不好時，影響水液的代謝，體內代謝物質難以排泄出去，人就容易出現精神不振、疲勞、乏力等症狀，長期休息不良眼圈就會發黑。

3. 尿頻／夜尿

一般人一天的排尿次數大約六至七次，超過八次以上即為頻尿；夜尿是指睡覺時老想上廁所，且起身超過二次以上。頻尿或夜尿須考慮是否為腎氣不足引起的，可以從補腎氣來進行調理。

4. 手腳冰涼，易腹瀉

手足位處肢體的末端，腎陽不足，衛氣不固，影響末梢的循環，就會出現手腳冰冷的症狀。腎陽不足的人，還容易拉肚子，尤其是在清晨天將明時，中醫將此現象稱為「五更瀉」。

六腑

膽——主決斷，主貯藏和排泄膽汁

膽位於人體右上腹，在肝臟下緣，附著在肝臟的膽囊窩裡，借助膽囊管與膽總管相通。膽居六腑之首，同時也是屬於奇恆之腑，主要功能就是貯存和排泄膽汁。

膽貯藏和排泄膽汁

膽汁儲存於膽囊內，藉由肝臟的疏泄功能控制與調節，以作用於食物的消化。若膽汁排泄不暢，則會影響到消化功能，產生食欲不振、厭食油膩、腹脹、腹瀉或大便祕結等症狀。若膽汁上逆，則會出現口苦、黃疸等症狀。

膽主決斷，抵抗外邪

膽有維持精神及維持臟腑氣血活動相對穩定的作用。當自然環境、社會因素等外界發生變化，特別是強烈的精神刺激，則會影響臟腑氣血的正常活動。膽主決斷，是指對身體的不良刺激，有防禦、消除和協調作用。膽氣充實，則行事果斷，臟腑氣血功能發揮正常。膽氣強壯之人，雖然在突然受到刺激時會有所影響，但影響程度較輕微，身體恢復較快；膽氣虛弱之人，則可能因此而生病。

有助於膽排毒的小習慣

1. 子時進入熟睡狀態
子時（23:00～1:00）是膽經代謝旺盛的時段，此時段陽氣剛剛升發，熟睡有助於養膽、養陽氣。

2. 熱水泡腳
身體虛弱、陽氣不足的人，應該經常泡腳。泡腳能促進氣血運行，把體內的陽氣激發出來。在泡腳時可以加一些艾草或生薑等，有助於祛寒除濕、活血通絡。

3・拍打背部
背部是督脈和足太陽膀胱經的循行部位，對全身經脈陽氣有統率、督促的作用。經常拍打後背脊柱兩側，有利於督脈和足太陽經的通暢運行，以及激發體內的陽氣。

4・晒太陽
陽虛體質者，經常有手足冰冷、畏寒等症狀，一到秋冬季節便會加重。不妨利用白天以及天晴時，多多外出活動，晒晒太陽，有利於驅走體內寒氣。

小腸──主受盛化物，泌別清濁　✎

　　小腸位於人體腹腔中，上段十二指腸以幽門與胃相通，下段以闌門與大腸相通。小腸是最長的消化器官，主要用於消化吸收營養物質。

小腸主受盛、主化物

　　受盛，即接受，以器盛物之意。化物，即變化、消化、化生。小腸接受由胃腑下移而來、經初步消化的食物（食糜），發揮了容器的作用，此即受盛作用。經胃初步消化的食物，在小腸內必須停留一定的時間，由小腸對其進一步消化和吸收，將水穀化為可以被機體利用的營養物質，精微即由此而向外輸布，糟粕則由此下輸於大腸，此即化物作用。

小腸主分清泌濁

　　泌，即分泌；別，即分別；清，是指精微物質；濁，是指代謝產物。泌別清濁，是指小腸承受來自胃初步消化的飲食物後，再進一步消化的同時進行分別水穀精微和代謝產物的過程。

有助小腸排毒小習慣

1. 勤喝水
喝溫開水有助於滋潤小腸黏膜，也可以在水裡加點「料」，如綠茶、蜂蜜、檸檬片、水果醋等。

2. 順時針按揉腹部
經常按揉腹部能促進胃腸蠕動、強健脾胃，可預防或緩解便祕問題。按揉時兩掌重疊，將手心扣在肚臍上，稍微用力，沿順時針方向按揉。

3. 睡前不要吃太多東西
晚上睡覺前三小時盡量不要吃太多東西，以免造成腸道的額外負擔。如果晚上特別餓，可喝杯溫熱的牛奶。

4. 午後用力後蹬腿
午後 13:00 ～ 15:00 是小腸經值班，可以在午餐後半小時用力地後蹬腿，這樣可以刺激小腸經，促進小腸蠕動。

胃 —— 主受納，主腐熟水穀 ✒

胃位於上腹部，像一個有彈性的口袋，上端連著食道，下端接十二指腸，連接食道的入口處稱為賁門，接十二指腸的出口處叫幽門，食物通過食道進入胃裡，再到十二指腸。

胃主受納

胃主受納，就是接受和容納食物。我們所吃的飲食，先經口腔，由牙齒的咀嚼和舌的攪拌、咽喉的吞嚥，從食道進入胃，所以有受納的作用，故而稱為「水穀之海」或「太倉」。

胃主腐熟水穀

腐熟，實際上就是胃對飲食物進行初步消化。胃接受水穀後，藉由腐熟作用將水穀變成食糜，成為更易於轉運吸收的狀態。食糜向下進入小腸後，在脾的運化作用下，精微物質被吸收，化生氣血，供應給全身組織器官。

胃部不適的表現有哪些？

1. 口中有異味

如果口中出現異味，首先考慮可能是胃部疾病。肝膽虛熱侵犯脾臟也會導致口中有異味，如果伴隨舌苔薄黃、食後腹脹、噁心，甚至出現胸悶、脅痛等症狀，則考慮肝脾同病。

2. 怎麼吃都不胖

有些人特別容易餓且食量大，但就是胖不起來，這種情況被中醫稱作「消穀善饑」，是胃火過於旺盛所致，食物一進入胃，馬上被腐熟傳入小腸。

3. 腹部脹痛

上腹胃區脹滿，通常在飯後症狀會加重，可能伴隨有胃脘隱痛、食欲減退、打嗝、噁心等症狀，這大多是慢性胃炎所引起。

4. 食欲不振

患慢性胃病的人，一般多有食欲不振，同時還常伴隨噁心、嘔吐、體重減輕、容易乏力、貧血等症狀。

大腸──傳導糟粕，吸收津液 ✒

　　大腸位於消化道的下段，呈ㄇ字狀，從右邊升結腸開始到橫結腸、降結腸、乙狀結腸，最後進入直腸，成人大腸全長約 1.5 米。

大腸主傳導糟粕

　　大腸接受小腸下移的飲食殘渣，使之形成糞便，經肛門排出體外，屬整個消化過程的最後階段。若大腸傳導失常，就會導致大便的質和量出現變化，並且排便次數也會發生改變。

大腸主吸收津液

　　大腸接受由小腸下注的食物殘渣和剩餘水分之後，還會將部分水液重新再吸收，參與調節體內水液代謝。若大腸虛寒，無力吸收水分，則水穀雜下，會出現腹痛、泄瀉等症狀；若大腸實熱，水分過度吸收，可能會出現大便祕結之症。

有助大腸排毒小習慣

早起後空腹喝溫水

早起先喝杯溫水，有助於補充水分，濕潤腸道，軟化大便，刺激腸蠕動，促進排便。

調整自我情緒

緊張、焦慮的情緒容易影響腸道蠕動，可能會加重便祕現象。所以有便祕者要注意調節自己的情緒，可經常做腹式呼吸。

排便時注意力要集中

排便時注意力不集中，容易導致排便時肌肉精細控制能力下降，再怎麼用力，肌肉也緊張不起來，無法順利排便，所以排便時不宜閱讀書報或操作 3C 產品。

多吃富含膳食纖維的食物

排便不順的原因可能是纖維不足，致使糞便無法成形，膳食纖維不足也會影響腸道蠕動。所以，平時要多吃富含膳食纖維的食物，比如蔬菜、水果以及全穀類、堅果類等。

膀胱 —— 貯存尿液，排泄小便

膀胱是暫時貯存尿液的肉質器官，上連輸尿管，下接尿道，位於骨盆腔內，前為恥骨聯合，男性膀胱後為精囊腺、輸精管和直腸，女性膀胱後為子宮和陰道。膀胱的形狀、大小和壁的厚薄隨所貯存的尿量而變。

膀胱能貯藏尿液

人體攝入的津液會透過肺、脾、腎等臟器的作用，布散全身，發揮滋養濡潤機體的作用。其代謝後的濁液會下歸於腎，經腎氣的蒸化作用升清降濁，清液回流體內，重新參與水液代謝，濁液下輸於膀胱，變成尿液並由膀胱儲藏及排出。

膀胱可排泄小便

膀胱所儲存的尿液按時排泄，這是由腎氣及膀胱之氣的激發，及其固攝作用共同調節。腎氣與膀胱之氣的作用協調，則膀胱開合有度，尿液可以及時地排出體外。

有助膀胱排毒的小習慣

1. 按摩小腹
小便不順暢或者尿頻、尿急、尿痛的人，可以嘗試按摩小腹，以緩解不適感。按摩方法：兩手重疊，用手心順時針按摩小腹20次，再逆時針按摩20次，最後用掌根從小腹中央（肚臍下方）向下推按至恥骨聯合上緣。

2. 運動至出汗
運動至出汗能加快人體的體液循環和代謝，可將體內堆積毒素排出。不過，運動出汗要適度，尤其是中老年人、慢性病患者和體質較弱的人，不宜過度流汗，流汗後也要避免吹風受涼。

3. 適度喝水、少抽菸
適度喝水可以幫助清除體內的毒素，預防膀胱及泌尿道發炎。香菸中的尼古丁和其他致癌物質，可能會增加罹患膀胱癌機率，建議應戒菸。

三焦──通行元氣，疏通水道，運行水穀

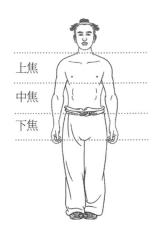

上焦

中焦

下焦

三焦並不是一個獨立的器官，而是指人體部位的劃分，即橫膈以上為上焦，包括心、肺等；橫膈以下到臍為中焦，包括脾、胃、肝、膽等；臍以下為下焦，包括腎、大腸、小腸、膀胱等。三焦的生理功能包括通行元氣、疏通水道和運行水穀。

通行元氣

　　元氣，是人體最根本的氣，根源於腎，由先天之精所化生，並依賴於後天之精的濡養，是人體生命活動的原動力。三焦是人體元氣升降出入的通道，人體元氣通過三焦到達臟腑、經絡、組織器官，充沛全身，以激發、推動各個臟腑組織的功能活動。

疏通水道

　　三焦具有疏通水道、運行水液的作用，是水液升降出入的通道。三焦的水道不利，必然影響肺、脾、腎等臟腑對水液的輸布與排泄功能。因此中醫把水液代謝的協調平衡作用稱作「三焦氣化」。

運行水穀

　　三焦具有運行水穀、協助精微輸布和傳導糟粕並幫助其排泄的功能。三焦中的上焦把水穀精微輸布到全身；中焦有消化吸收和轉輸的作用；下焦有傳導糟粕，幫助尿液和糞便排泄的作用。

五臟六腑相互聯繫　✎

　　臟器與臟器之間保持著相生、相剋的關係，即彼此協作，相互制約，以維持平衡。臟與腑之間有相合的關係，即以臟為體，以腑為用，配合起來完成兩者的綜合功能。

臟與臟之間的關係

　　「五臟之氣，皆相貫通。」肝、心、脾、肺、腎五臟各具有不同的生理功能和特有的病理變化，臟與臟之間不是孤立的，而是彼此密切聯繫著的，因而形成了臟與臟之間相互資生、相互制約的關係。

臟器	臟與臟之間的關係
心與肺	心主血，肺主氣。心與肺的關係實際上是氣和血相互依存、相互為用的關係
心與脾	心主血脈；脾主運化，脾統血。心與脾的關係主要表現在血液的生成和運行方面
心與肝	心行血，肝藏血；心藏神，肝主疏泄。心與肝的關係主要表現在對血液運行和精神情志的協同作用
心與腎	心火必須下降於腎，腎水必須上濟於心，心腎相交，即「水火既濟」
肺與脾	肺主氣，通調水道；脾主運化。肺與脾的關係主要表現於氣的生成和津液的輸布代謝兩個方面
肺與肝	肺與肝的關係，主要表現於氣機的升降方面。肺主降而肝主升，二者相互協調，對於全身氣機的調暢具有重要的調節作用
肺與腎	肺主氣，司呼吸，通調水道；腎主水，主納氣。肺與腎的關係主要表現於水液的代謝和呼吸運動兩個方面。肺與腎之間的陰液相互資生，即「金水相生」
脾與肝	肝主疏泄、藏血；脾主運化、統血。肝與脾的關係在於肝主疏泄和脾主運化之間的相互影響。肝與脾在血的生成、貯藏、運行和防止出血等方面亦有密切的聯繫
脾與腎	脾為後天之本，腎為先天之本。脾與腎在生理上是後天與先天的關係，它們相互資助滋養與促進
肝與腎	肝藏血，腎藏精，精和血之間存在著相互資生和相互轉化的關係，此即「肝腎同源」，又稱「精血同源」。肝主疏泄與腎主封藏之間亦存在著相互制約、相反相成的關係，主要表現在女子的月經來潮和男子洩精的生理功能

臟與腑之間的關係

臟與腑是表裡互相配合的，一臟配一腑，臟屬陰為裡，腑屬陽為表。臟腑的表裡由經絡來聯繫，即臟的經脈絡於腑，腑的經脈絡於臟，彼此經氣相通，互相作用，因此臟與腑在病理方面會互相影響、相互傳變。

心與小腸

心與小腸互屬表裡，心屬裡，小腸屬表，心之陽氣下降於小腸，幫助小腸區分食物中的精華和糟粕。如果心火過盛，會移熱於小腸，出現小便短赤、灼痛、尿血等症狀；反之，小腸有熱，也會引起心火亢盛，出現心中煩熱、口舌生瘡等症狀

肝與膽

肝主藏血，為人之血庫，主要功能是疏泄和調暢人的氣機。人的精神情緒、血液調節、脾胃的運化功能、膽汁的分泌和排泄等，都會受到肝主疏泄的調節和影響。膽的主要功能就是貯存和排泄膽汁，膽汁的正常排泄，有賴於肝的疏泄功能

脾與胃

脾與胃互為表裡、相互依賴，胃主受納和腐熟水穀，脾主運化水穀，脾與胃分工合作以完成食物的消化與吸收。人體的氣血充足與否，有賴於脾和胃的協同作用。脾主升清，胃主降濁，胃出問題會傷及脾，脾有問題也會影響胃

肺與大腸

肺主肅降，通調水道，下輸膀胱，保持小便通利；大腸的主要功能是吸收水分，排泄糟粕。肺與大腸為表裡關係，因為大腸的傳導有賴於肺氣的肅降，肺氣肅降正常，則大便傳導如常，糞便排出通暢；若大腸積滯不通，反過來也會影響肺氣的肅降

腎與膀胱

腎與膀胱互為表裡。腎氣充足，尿液可以儲藏在膀胱一段時間再排出體外；若腎氣虛而不能固攝，就會出現頻尿、遺尿或失禁症狀；腎虛氣化不及，則會出現小便不暢

心包*與三焦

心包與三焦經絡相通，互為表裡。兩經氣血互補，並透過經脈和經別加強聯繫

＊心包即心包絡，中醫認為心包有保護心臟、代心受邪的作用。

奇恆之腑

腦——藏元神，主思維、感覺及運動 ✎

中醫稱腦為「髓海」，《靈樞・海論》曰：「腦為髓之海」，是指腦由髓所彙集而成，其主要生理功能有以下幾種：

主宰生命活動

人體生命活動的中樞在腦，與人體生命活動息息相關的如吞嚥、心跳、呼吸等生理活動，都是由腦主宰並進行調控。

藏元神

元神由先天之精化生，在人出生之前，隨性而生，藏於腦中。

主感覺及運動

人的視、聽、言、嗅等感覺功能及肢體運動功能都與腦有關。腦主感覺、運動的功能正常，則視力清楚，嗅覺靈敏，聽覺良好，感覺正常。

主思維

腦為心神之所在，具有主持精神、意識、思維活動的功能。腦的功能正常，則精神飽滿，意識清楚，思維敏捷，記憶力強，語言清晰有條理，情緒情感表達正常。

髓──滋養腦和骨骼，化生血液 ✎

　　髓，包括骨髓、脊髓，由腎的精氣與飲食轉化之精微物質所化生，與腦關係密切。髓的主要生理功能有以下幾種：

滋養骨骼

髓藏於骨骼中，對骨骼具有滋養作用。骨髓充盈，骨骼就能得到充分滋養，人體發育才能正常，骨骼才能保持其堅硬剛強的特性；如果骨髓空虛，骨骼失養，人體就會發育不良，骨骼也會脆弱無力。

充養腦髓

髓分布在骨骼腔中，由脊髓而上引到大腦，即中醫所說的「腦為髓海」。腦得髓養，腦髓充盈，人的精力才充沛，精神才旺盛，才能耳聰目明。如果腦髓不足，就可能出現頭暈目眩、腰膝痠軟、健忘等症狀。

免疫之本

人出生之後，身體就有免疫器官（包括骨髓、胸腺、脾臟、淋巴結、扁桃腺、小腸集合淋巴結等）為我們的健康保駕護航。免疫系統是人體抵禦病原菌侵犯最重要的保衛系統，防禦實力強，身體就不容易被病毒、細菌侵害，人就不容易生病。

造血之源

精能生髓，髓也可以化生血液。骨髓是造血器官，是化生血液的源泉。臨床上，血虛證常用補腎填精的方法治療，這就是對髓能生血的具體應用。

骨——藏骨髓，主運動 ✏

骨，泛指人體的骨骼，主要生理功能有以下幾種：

貯藏骨髓

骨骼有貯藏骨髓的作用，骨髓能充養骨骼。髓的盈虧決定著骨骼生長、發育和骨質的堅脆等。骨髓充盈，骨骼得養，則骨骼剛健；骨髓空虛，骨骼失養，就會出現骨的生長發育不良和骨質的異常變化。

支持形體

骨骼能夠支撐人的形體，同時對各個臟腑組織具有保護作用。骨骼之所以能夠支持形體，主要依賴於骨髓對骨骼的滋養。若骨骼一旦失去骨髓的滋養，就會出現「不能久立、行則振掉*」的病症。

主管運動

人之所以可以做各種動作及活動，主要是透過神經系統將訊息傳到肌肉，使骨骼肌產生收縮，促使關節屈伸或旋轉。肌肉收縮時，會以關節為支點來拉動骨骼，骨骼在活動過程中產生支點和支撐的作用，對人體的活動具有舉足輕重的影響。

脈——氣血運行的通道 ✏

脈，是指血脈（血管），是氣血運行的通道。脈的主要生理功能有以下兩種：

運行氣血

脈是氣血彙聚、活動的場所，對氣血的運行有一定的約束力，使氣血能夠循著一定方向、一定路徑循環。脈中氣血若運行速度異常，如血行加速、血液妄行，就會導致出血症狀；氣血運行遲緩，就會出現血瘀現象。此外，血脈還可以運載食物中的精微物質（營養素），布散到全身，以滋養人體臟腑。若脈中氣血數量減少，就會導致全身氣血不足，出現氣虛或血虛症狀。

傳遞信息

人體各個臟腑組織並不是孤立存在的，它們透過血脈息息相通。其中，脈與心的關係尤為密切。心臟推動血液在脈管中流動時產生收縮擴張運動，即為脈搏，它是形成脈象的動力。脈象的形成，除了與血、心、脈有關外，還與全身臟腑機能活動密切相關。人體的病理變化，多數情況下都可以透過把脈進行推斷，這對疾病的診斷具有重要的參考意義。

---

* 振掉是動搖、震動的意思，此句見於《黃帝內經・素問・脈要精微論篇》：「骨者，髓之府，不能久立，行則振掉，骨將憊矣。」

女子胞——產生月經，孕育胎兒

女子胞，又稱胞宮，通常認為就是子宮。然而從女子胞的實際功能來說，是概括女性整個內生殖器官（包括子宮，卵巢和輸卵管）的。女子胞的主要生理功能有以下兩種：

通調月經

女子胞是女子生殖細胞發育成熟後產生月經的器官。健康的女子到 14 歲左右，子宮發育逐漸成熟，以一個月左右為週期，出現週期性排血，也就是月經開始來潮，直到 50 歲左右，月經才會停止。月經之所以能產生，主要是臟腑氣血作用於女子胞的結果。因此，女子胞功能正常與否與月經來潮有密切關係。

孕育胎兒

女子胞是女性的孕產、生殖器官。女性性器官與性荷爾蒙發育成熟後，月經按時來潮後，便具備了受孕和養育胎胞的能力。此時，透過精子與卵子結合，就構成了胎孕。胎孕一旦形成，月經就停止來潮，此時的女子胞就成了孕育胎兒的場所，氣血下達至女子胞以養胎。胎兒在女子胞內生長發育後，就會從胞內娩出。

影響女子胞功能的生理因素

1

腎中精氣和月經的作用：腎為人體真陰真陽發源之地，有藏精、納氣等生理功能，它們能促進月經的生成，以及生殖器官的發育，與生殖能力有關。

2

肝氣、肝血的作用：肝在女性的生理活動中，有著十分重要的作用，所以中醫稱「女子以肝為先天」。一方面，肝主疏泄，能使氣機調暢，與女性的月經和排卵功能關係密切。另一方面，肝主藏血，與女性月經量的多少和孕育胎兒的功能密切相關。

3

衝任二脈的作用：衝脈和任脈同起於胞中。衝脈能調節十二經脈的氣血，有「衝為血海」之稱；任脈與月經妊娠有關，任脈之氣通暢，衝脈血盛，月經按期而至，即能孕育。若任脈不足，或任脈之氣受阻，則月經、胎孕均會因之而出現病變，故稱「任主胞胎」。

第 4 課 精、氣、血、津液至關重要

　　精、氣、血、津液是生命的基本物質，也是人體臟腑、經絡，形體，官竅（五官九竅*）生理活動的物質基礎。精、氣、血、津液的生成和代謝，有賴於全身各臟腑組織的作用，而臟腑經絡和組織器官的生理活動，又必須依靠氣的推動、溫煦等作用，以及精、血、津液的滋養和濡潤。因此，精、氣、血、津液與臟腑經絡及組織器官的生理和病理有著密切關係。

精是人體生殖和生長發育的根本

　　「精」泛指構成人體和維持生命活動的基本物質，分為先天之精和後天之精。「先天之精」即生殖之精，稟受於父母，構成人體的原始物質；「後天之精」源於飲食，透過脾胃的運化及臟腑的生理活動化為精微物質，並轉輸到五臟六腑，又稱為五臟六腑之精。精的生理功能大致有以下幾個方面：

繁衍生殖

　　生殖之精是由先天之精在後天之精的資助下生成的，是繁衍後代的物質基礎。其中蘊藏著男女雙方的遺傳信息，與後代的生長發育，如體質的強弱、形體特徵，乃至壽命的長短等都有密切關係。腎精是產生生殖之精的物質基礎，先天之精與經過臟腑代謝後的後天之精共同貯藏於腎中，組成腎精。隨著腎精的不斷充盛，化生腎氣以促進形體的生長發育，到一定年齡即產生月經。月經具有促進人體生殖器官發育和生殖能力成熟的作用，使新的個體又具備了生殖能力。因此，腎精不僅產生生殖之精，還能化生腎氣以促進生殖。所以，腎精充足者，生殖能力強；腎精不足，則會導致生殖能力下降。故補腎填精是臨床上治療不育、不孕等生殖機能低下的重要方法。

---

*所謂五官九竅，五官指的是眼、耳、鼻、口、舌。即：心開竅於舌，肝開竅於目，脾開竅於口，肺開竅於鼻，腎開竅於耳。而什麼又是竅呢？《說文》曰：「穴也，空也」；兩個鼻孔、兩個眼睛、兩個耳朵、一個口、大小便前後二陰，總共 2+2+2+1+2=9，故稱九竅。

濡潤臟腑

人受水穀之氣以生，飲食經脾胃消化吸收，轉化為精微物質，輸布到五臟六腑等全身各組織器官，產生濡潤滋養作用，以維持人體的正常生理活動，其剩餘部分則歸藏於腎，儲以備用。腎中所藏之精，既貯藏又輸泄，如此生生不息。

生髓化血

精生髓，髓可化血，精足則血充，精虧則血虛，故有精血同源之說。此外，精作為生命物質，可單獨存在於臟腑組織中，亦可不斷融於血液中。所以，臨床上常用血肉有情之品（如鹿茸）補益精髓，以治療血虛證。

化生元氣

精作為構成人體和維持人體生命活動的有形精微物質，其維持生命活動的形式就是精化氣的轉化過程。先天之精可以化生先天之氣，後天之精化生為後天之氣，再加上肺所吸入的自然界清氣，融合成一身之氣。氣不斷地推動和調節控制著人體的新陳代謝，維繫生命活動。精化生氣，氣有保衛機體、抵禦外邪入侵的作用。所以，精足則正氣旺盛，抗病力強，不易受病邪侵襲。

化神養神

精是化生神的物質基礎，不管是人體整體生命活動的廣義之神，還是人體心理活動的狹義之神，其產生都離不開精這一生命活動的基本物質。因此，只有蓄積精，才能保全神，這是生命存在的根本保證。神一旦耗散，生命活動將會逐漸終結。

生殖之精與腎精的區別

生殖之精雖然以腎精為物質基礎，但二者又有所不同。腎精存在於生命的全過程，作為生命的物質基礎，其盛衰對健康有重大影響；生殖之精存在於育齡期，作為繁衍後代的物質基礎，其質量會對後代產生影響。

腎精宜藏不宜瀉，而生殖之精則遵循「精滿必洩」的規律，定時或非定時地排出體外。

氣有推動、溫煦、防禦作用 ✐

　　氣是一種至精至微的物質，是構成自然萬物的原始物質。人和自然萬物一樣，也是天地自然之氣合乎規律的產物。因此，氣也是構成人體生命最基本的物質。

氣從哪裡來？

　　就生命形成而論，人體之氣首先來源於父母，即先天之氣，它是人體之氣的重要部分。先天之氣有賴於後天之氣的充養，包括飲食中的營養物質，和存在於自然界的清氣，缺一不可。

推動作用

　　氣具有激發和推動作用，能推動血液的生成、運行以及津液的生成、輸布和排泄等。所以確保脾胃之氣與肺氣的強健，可以預防或緩解許多慢性疾病。

溫煦作用

　　人體各臟腑、經絡的生理活動，須要在氣的溫煦作用下進行。血得溫則行，身體內的水分、血和津液等液態物質，都須要在氣的溫煦作用下才能正常運行輸布。

氣的作用

護衛肌表

　　皮膚是人體的藩籬，具有屏障作用。如衛氣不足，則表虛而易感冒，若體弱不耐風寒，則出現惡風、汗出、怕冷、關節冷痛等症狀。

祛除邪氣

　　邪氣侵入機體之後，機體的正氣奮起與之抗爭，正氣盛則邪氣被驅除體外，疾病便不會發生。中醫防病與治病，就是利用藥物和各種方法來扶助正氣以祛邪氣。

元氣

元氣屬於先天之精氣，受之於父母，出生後又依賴於腎的化生作用和水穀精微的不斷滋養補充。元氣藏於腎中，透過三焦布散全身，內至臟腑，外達肌膚腠理，作用於人體各個臟腑經絡組織。元氣是人體最基本的氣，是人體生命活動的原動力。

宗氣

宗氣是人體後天的根本之氣，主要在胸中積聚，是由肺吸入的清氣與脾運化的水穀精氣相結合而產生的。因此，肺的呼吸功能和脾胃運化功能正常與否，直接影響宗氣的盛衰。

氣的
分類

營氣

營氣主要來源於脾胃運化的水穀精氣，是水穀精微中富有營養的物質，因其富含營養，所以稱為營氣。營氣與血共同運行於脈中，循著脈上下貫通，向內進入五臟六腑，向外到達肢節，周而復始，循環不息。

衛氣

衛氣是行於脈外之氣。衛氣也是由脾胃運化的水穀精微所化生。衛氣的特點是活動力強，流動迅速，不受脈管的約束，而是在脈外運行。衛氣與營氣相伴而行，周流不息，固護肌表，抗禦外邪。

血可營養滋潤全身，安定神志

血循行在血管中，是構成人體和維持人體生命活動的基本物質。

血的形成

中醫學認為水穀精微，是化生氣血的主要物質來源。水穀精微透過脾的升清作用上輸至心肺，再透過心肺的氣化作用生成血液，因此中醫有「脾胃為氣血生化之源」的說法。飲食營養的好壞，脾胃運化功能的強弱，與血液的生成有直接關係。除此之外，腎精也是化生血液的重要物質。腎精化生血液，與骨髓和肝臟的作用密切相關。腎主骨，腎精有生髓的功能，髓充養於骨而化生血液。同時，腎精輸於肝，在肝的疏泄與藏血作用下也可以化為血液。

如果某一臟器功能減退，或臟器之間失去協調平衡，就會影響血液的生成，因而導致血虛的病理變化。

血的運行

血液循行於脈管之中，流傳全身，循環不止。血液要運行順暢，須要心、肺、肝、脾四臟的共同配合。心主血脈，血液依靠心臟的搏動流行全身，心氣的推動是血液運行的基本動力；肺朝百脈，肺主一身之氣，在肺氣的作用下，幫助心臟內的血液輸布至全身；脾主統血，血液依靠脾的固攝作用，能夠讓其循經而行，不致溢出脈外；肝主藏血，可以自主調節人體活動時對血液的不同需求量。此外，肝的疏泄能調暢氣機，氣機通暢，才能推動血液運行。因此，在血液運行的過程中，任何一個臟腑發生功能失調，都會引起血液運行的病變。例如，心氣虛，出現血液流動遲緩，導致心血瘀阻等病理變化；脾氣虛，對血液失去了統攝作用，可能會導致便血、崩漏等病理變化。

血的生理功能

濡養作用	血的濡養作用可以從面色、肌肉、皮膚、毛髮等方面反映出來。血的濡養作用正常，則面色紅潤，肌肉豐滿壯實，肌膚和毛髮光滑等；當血的濡養作用減弱時，除引起臟腑功能低下外，還可見到面色蒼白或萎黃、肌膚乾燥、肢體或肢端麻木、運動不靈活等表現
安神作用	血液與神志活動有著密切關係。心血虛、肝血虛者，常有驚悸、失眠、多夢等神志不安的表現；失血甚者還會出現煩躁、恍惚、癲狂、昏迷等神志失常的表現

津液能滋潤全身，化生血液　✎

津液包括各臟腑組織的體液和正常分泌物，如胃液、腸液、唾液、關節液等，也包括代謝產物中的尿液、汗液、淚液等。

津液如何生成？

津液來源於飲食，透過脾、胃、小腸和大腸消化吸收飲食中的水分和營養而生成。津液的生成取決於兩個因素：一是充足的湯水食物，這是生成津液的物質基礎；二是臟腑功能正常，尤其是脾、胃、大小腸的功能正常。

津液的主要生理功能

滋養機體	體表的津液使肌肉豐潤，毛髮光澤；體內的津液能滋養臟腑；注入孔竅的津液，使口、眼、鼻等九竅得到滋潤；流入關節的津液能使關節滑利；滲入骨髓的津液能充養骨節和腦髓
化生血液	津液滲入到血脈之中，成為組成血液的基本物質，而且津液還有滋養和滑利血脈的作用，促進血液運行
運載全身之氣	津液是氣的載體（主要是運載衛氣），人體內的氣必須依附於津液才能存在，否則就會渙散而沒有歸屬。因此，津液的流失，也會導致氣的耗損
調節機體的陰陽平衡	人體津液的代謝會受到機體內生理狀況和外界環境的變化而影響，隨著這些變化的調節與適應，使身體得以維持陰陽的動態平衡
排泄代謝產物	津液在代謝過程中，將代謝產物以汗、尿等形式排出體外，維持機體各臟腑的氣化活動正常進行。如果津液代謝失常，會使代謝產物滯留於體內，生成痰、飲、水、濕等各種病理產物，誘發疾病發生

氣、血、津液相互聯繫

　　氣、血、津液均是構成人體生命活動的基本物質，均源自脾胃運化生成的水穀精氣，彼此之間存在著相互依存、相互為用的關係。

氣和血的關係

　　氣屬於陽，血屬於陰，氣和血在功能上存在著差別，但彼此又相互依存、互相影響。

氣能生血

　　氣能生血，是指血液的組成及其生成過程均離不開氣，以及氣的氣化功能。氣旺，則化生血液的功能強；氣虛，則化生血液的功能弱，甚則可導致血虛。臨床治療血虛證時，常配合補氣藥物，即是氣能生血理論的實際應用。

氣能行血

　　氣能行血，血屬陰而主靜，血不能自行，血能在脈管中循行，內至臟腑，外達皮肉筋骨，全賴於氣的推動。因此，臨床治療血行失常的病症時，須配合補氣、行氣、降氣的藥物，才能獲得較好的效果。

氣能攝血

　　攝血是氣之固攝功能的展現。血能在脈管中循行而不溢出脈外，主要依賴於氣對血的固攝作用。如果氣虛則固攝作用減弱，血不循經而溢出脈外，可能導致出血病症，即「氣不攝血」。臨床治療此類病症時，常用補氣攝血的方法。

血為氣母

　　血為氣之母，是指血是氣的載體，並為氣提供營養。由於氣的活力很強，易於逸脫，所以必須依附於血和津液而存在於體內。如果發生血虛問題，氣則失去依附，可能會浮散無根而導致脫失。故在治療大出血時，往往會配合益氣固脫之法。

氣和津液的關係

　　氣和津液的關係類似於氣與血的關係，主要表現在氣能生津、氣能行津、氣能攝津、津能化氣、津能載氣等幾個方面。

氣能生津	指氣的氣化作用能促進和激發津液的生成。若脾胃等臟腑之氣虛虧，日久可能導致津液不足的病症，治療時需採取補氣生津的方法
氣能行津	氣具有推動津液輸布和排泄的作用。當氣的升降出入和氣化運動異常時，可能導致津液輸布、排泄過程出現障礙，如氣虛可導致津液停滯，因而形成水濕、痰飲等，稱為「氣不行水」；反之，由於津液停聚而導致的氣機不利，稱為「水停氣滯」
氣能攝津	氣具有固攝控制津液排泄，防止其無故流失的作用，若氣虛不能固攝，可能出現口角流涎、多汗、遺尿、小便失禁等病症，治療時常採用補氣攝津之法
津能化氣	氣的化生及其功能的發揮離不開津液的滋養。津液足則氣旺，若多汗、多尿、吐瀉太過，可能導致津液虧耗不足，長期亦會導致氣虛之證
津能載氣	津液是氣的載體，氣必須依附於有形之津液，依賴津液之運載作用才能正常運行並流布全身。當津液輸布運行受到阻礙時，往往會引起氣機的鬱滯不暢

血和津液的關係

　　血和津液的生成都源於水穀精氣，故有「津血同源」的說法，津液滲入脈中，即成為血液的組成部分。在病理上，血和津液也常相互影響。例如，失血過多時，脈外之津液可滲注於脈中，以補充脈內血容量之不足；但是相應的，脈外之津液減少了，就會出現口渴、尿少、皮膚乾燥等表現。反之，津液大量耗傷時，脈內之血亦可滲出於脈外，形成血脈空虛、津枯血燥等現象。因此失血病症，不宜採用發汗的治法；而對於多汗或吐瀉等津液嚴重耗傷的患者，亦不可輕用破血、逐血等峻猛之劑。

第 5 課 打通人體經絡與腧穴

　　經絡，是人體組織結構的重要組成部分，是運行氣血、聯繫臟腑和體表及全身各部位的通道。《黃帝內經‧靈樞‧海論》中說，十二經脈「內屬於腑臟，外絡於肢節」，十二經脈向內可聯繫臟腑，向外則聯絡四肢關節。經絡學說是研究人體經絡系統的組成、循行路線、生理功能、病理變化及其與臟腑、形體、官竅、氣血津液等相互關係的學說，與藏象學說、氣血津液學說等相互補充、相互印證，為中醫學闡述人體正常生命活動規律的重要依據。

利用經絡腧穴調養五臟六腑

　　十二經脈的命名是由三個部分所組成，即「手／足＋陰／陽＋臟／腑」。手足，顯示經脈的外行路線分布在上肢或下肢，其中手表示分布在上肢，足表示分布在下肢。陰／陽，除了顯示經脈在四肢的分布是內側（陰）還是外側（陽），也表示該經脈陰氣或陽氣的多寡。一陰一陽衍化為三陰三陽，即「太陰、少陰、厥陰」三陰和「陽明、太陽、少陽」三陽，藉以區分陰陽氣血的多寡。陰氣最盛為太陰，其次為少陰，最少為厥陰；陽氣最盛為陽明，其次為太陽，最少為少陽。根據陰陽氣血的多寡，三陰三陽之間組成了相應的表裡相合關係。臟／腑，顯示經脈的臟腑屬性，一條經脈屬於一個臟或一個腑，如手太陰肺經屬肺臟，足少陽膽經屬膽腑等。

　　十二經脈聯繫十二臟腑，其中五臟和心包屬陰，六腑屬陽。手足經脈各有六條，結合臟腑在體腔內的位置，手三陰聯繫胸部，內有肺、心二臟及心包，行於上肢內側；手三陽屬大腸、三焦、小腸三腑，行於上肢外側；足三陰聯繫腹部，內有肝、脾、腎三臟，行於下肢內側；足三陽內屬膽、胃、膀胱三腑，行於下肢的前側、外側及後側。了解了十二經脈的含義，當身體發生病症時，就可以透過看診分析所屬臟腑病變，在相應的經絡、腧穴進行治療。

認識經絡與腧穴 ✎

什麼是經絡？

　　經絡是人體氣血運行的道路，包括經脈和絡脈。經和絡形成一體，就像一張網，聯繫身體的上、下、內、外，將全身的臟腑、形體、官竅及皮毛等所有的器官組織聯繫在一起。這個網的主繩是「經」，是「縱線」，就是直行主線；網的支繩是「絡」，也就是支線的意思。人體經絡模型圖上有線有點，點代表的是腧穴，線代表經絡；雖然看起來有些雜亂無章，實際上是有其規律的。

　　人體一共有二十六條縱行主線，其中，二十四條對稱地分布在身體的兩側，每側十二條，即為「十二經脈」。另外兩條分布於身體的正中線，一前一後，前為任脈，後為督脈。十二經脈加上任督二脈，合稱為「十四經脈」，是經絡系統中的主幹，貫穿人體上下，聯繫著人體的內外，是運行氣血的主幹道；絡脈則是經脈的細小分支，縱橫交錯，達於全身，把人體各部分聯結成一個統一的整體，以保持人體生命活動的協調和平衡。經絡暢通，則氣血充足；一旦經絡有瘀阻，則會導致疾病的發生。

什麼是腧穴？

　　腧穴是經絡氣血輸注出入的部位，與體內的臟腑器官有著密切的聯繫，透過氣血輸注出入來聯繫內外。腧同「輸」，具有雙向的含義，生理上，從內到外，臟腑氣血濡養肢節；病理上，從外到內，是邪氣入侵的通道；診斷上，從外到內，反映內部的疾病；治療上，從外到內，透過外部的刺激，來治療內部疾病。所以腧穴是疾病重要的反應部位和治療部位。

手太陰肺經：
氣息通暢的總管

　　手太陰肺經是十二經脈循行的起始經脈，起於中焦，向下與相表裡的大腸經聯繫，再沿著胃向上，從肺系（氣管、喉嚨），自胸部外上方，從腋下沿上臂內側向拇指端循行，與手陽明大腸經在食指端交接。肺經共有十一個穴位。

經穴歌訣

　　手太陰肺十一穴，
　　中府雲門天府訣，
　　俠白尺澤孔最存，
　　列缺經渠太淵涉，
　　魚際少商如韭葉。

肺經的主要病症

　　肺經異常可能出現以下病症，如咳嗽、氣喘、氣短、咯血、傷風、胸部脹滿，眼部、咽喉腫痛，缺盆部（鎖骨上凹窩）和手臂內側前緣痛，肩背部寒冷、疼痛等。

肺經可治療的疾病

　　經絡循行部位病症：肩背痛、肘臂攣痛、手腕痛等。
　　肺系病症：咳嗽、氣短、怕冷等症狀。
　　皮膚病症：過敏性皮膚炎、色斑、面色暗沉等。

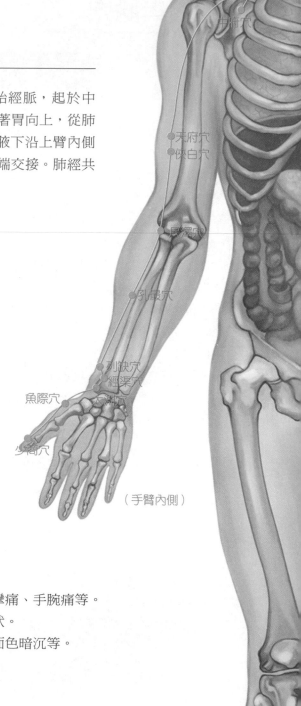

雲門穴
中府穴
天府穴
俠白穴
尺澤穴
孔最穴
列缺穴
經渠穴
魚際穴
太淵穴
少商穴
（手臂內側）

手陽明大腸經：
人體淋巴系統的保護神

手陽明大腸經在食指與手太陰肺經銜接，沿手臂外側向上循行至背部，再向前自缺盆向下絡於肺屬大腸。其旁支則自缺盆向上，在鼻旁與足陽明胃經相接。共有二十個穴位。

經穴歌訣

手陽明穴起商陽，二間三間合谷藏，
陽谿偏歷溫溜長，下廉上廉手三里，
曲池肘髎五里近，臂臑肩髃巨骨當，
天鼎扶突禾髎接，鼻旁五分號迎香。

大腸經的主要病症

大腸經異常時，可能出現如腹痛、腸鳴、泄瀉、便祕、咽喉腫痛、齒病、鼻流清涕或出血等病症。

大腸經可治療的疾病

經絡循行部位病症：循行部位（如手背、上肢、後肩等）的疼痛、痠、脹、麻或熱腫或寒冷等症狀，半身不遂。

腸胃病症：腸鳴、腹痛、便祕、泄瀉、脫肛等。

五官病症：鼻衄、牙齦腫痛、咽喉腫痛、口眼歪斜、耳聾等。

其他病症：熱病昏迷、眩暈、癲狂等。

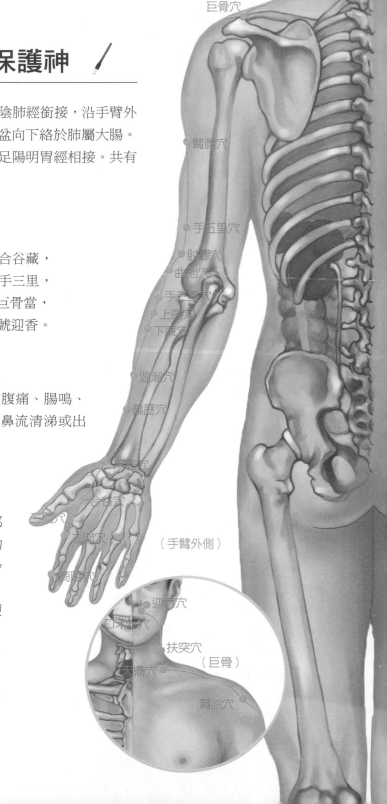

巨骨穴
臂臑穴
手五里穴
肘髎穴
曲池穴
手三里穴
上廉穴
下廉穴
溫溜穴
偏歷穴
陽谿穴
合谷穴
三間穴
二間穴
商陽穴
（手臂外側）

迎香穴
禾髎穴
扶突穴
（巨骨）
天鼎穴
肩髃穴

足陽明胃經：
人體的後天之本

足陽明胃經在鼻旁與手陽明大腸經銜接，環繞口唇後向上至髮際，在面部共有八個穴位。其分支，從頸部大迎穴往下循行至胃，絡於脾，沿大腿外側下行至足大趾端，與足太陰脾經相接。共有四十五個穴。

經穴歌訣

四十五穴足陽明，承泣四白巨髎經，
地倉大迎下頰車，下關頭維對人迎，
水突氣舍連缺盆，氣戶庫房屋翳尋，
膺窗乳中下乳根，不容承滿與梁門，
關門太乙滑肉門，天樞外陵大巨存，
水道歸來氣衝次，髀關伏兔走陰市，
梁丘犢鼻足三里，上巨虛連條口位，
下巨虛穴上豐隆，解谿衝陽陷谷中，
內庭厲兌陽明穴，大趾次趾之端終。

胃經的主要病症

胃經異常時，可能出現腸鳴、腹脹、水腫、胃痛、嘔吐或消穀善饑、口渴、咽喉腫痛、鼻衄、熱病、發狂等病症。

胃經可治療的疾病

經絡循行部位病症：胸及膝髕等本經循行部位疼痛，下肢萎痺、抽筋。

臟腑病症：胃痛、腹脹、消化不良、食欲不振、嘔吐、腸鳴、腹瀉、便祕等。

五官病症：目赤痛癢、目翳、眼瞼抽搐。

其他病症：熱病、癲狂。

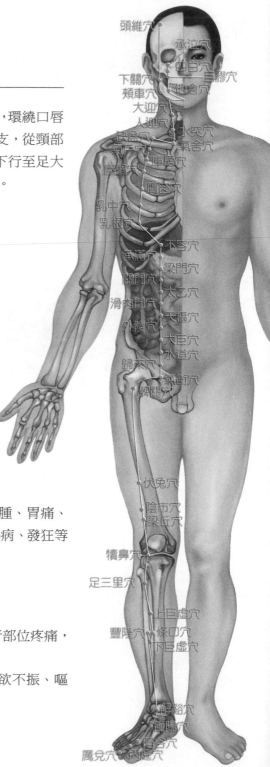

足太陰脾經：
滋陰養血，健脾益氣 ✏

　　足太陰脾經在足大趾與足陽明胃經相銜接，並沿著足部內側向上，經足內踝沿小腿、大腿，經鼠蹊部進入腹部，屬於脾，絡於胃，直至舌根處。其旁支，則從胃上注入心中，在胸部與手少陰心經相接。共有二十一個穴。

經穴歌訣

　　足太陰經脾中州，隱白在足大趾頭，
　　大都太白公孫盛，商丘三陰交可求，
　　漏谷地機陰陵泉，血海箕門衝門開，
　　府舍腹結大橫排，腹哀食竇連天谿，
　　胸鄉周榮大包隨，二十一穴太陰全。

脾經的主要病症

　　脾經異常時，可能出現胃脘痛、食入則嘔、噯氣（打飽嗝）、腹脹、便溏、黃疸、身重無力、舌根強痛、下肢內側腫脹、厥冷*等病症。

脾經可治療的疾病

　　經絡循行部位病症：經絡循行路徑，出現發冷、痠、脹、麻、疼痛等不適感，下肢萎痺、胸脇或心窩下疼痛。
　　脾胃病症：胃痛、嘔吐、腹脹、大便溏稀或便祕等。
　　婦科病症：月經過多、崩漏等。
　　男科病症：遺精、陽痿等。

---

* 厥冷，又稱手足厥冷，指手足四肢由下而上冷至肘膝之症狀。

周榮穴
胸鄉穴
天谿穴
食竇穴
腹哀穴
大橫穴
腹結穴
府舍穴
衝門穴
箕門穴
大包穴
血海穴
陰陵泉穴
地機穴
漏谷穴
三陰交穴
商丘穴
公孫穴
太白穴
隱白穴　大都穴

手少陰心經：
心為君主之官

手少陰心經起於心中與足太陰脾經的支脈銜接，屬心，絡小腸。外行從心系上行至肺，斜走出於腋下，沿著手臂內側循行至手小指與手太陽小腸經相接。心經有一條支脈，自心系向上，經食道至目系，因此聯繫的臟腑器官除了心系統，還有咽及目系。心經共九個穴。

經穴歌訣

九穴午時手少陰，
極泉青靈少海深，
靈道通里陰郄邃，
神門少府少衝尋。

心經的主要病症

心經異常時，主要表現為以下病症。如心痛、咽乾、口渴、目黃、脇痛、上臂內側疼痛、手心發熱等症。

心經可治療的疾病

經絡循行部位病症：肩臂疼痛、脇肋疼痛、手腕疼痛等。

心臟病症：心煩、心悸、胸悶、心痛等。

其他病症：失眠、健忘、癲狂等。

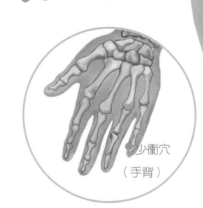

青靈穴
少海穴
通里穴　靈道穴
神門穴　陰郄穴
（手臂內側）
少府穴

少衝穴
（手背）

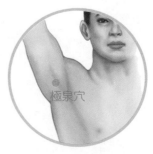

極泉穴

手太陽小腸經：
反映心臟能力的鏡子 ✏

　　手太陽小腸經在手小指與手少陰心經相銜接，自小指端沿手背外側直上手臂外後緣，繞過肩膀後在大椎穴經缺盆入心，沿食道經胃到小腸。其旁支，自缺盆向上至頭面，在目內眥（眼內角）與足太陽膀胱經相接。共有十九個穴。

經穴歌訣

　　手太陽穴一十九，少澤前谷後谿藪，
　　腕骨陽谷養老繩，支正小海外輔肘，
　　肩貞臑俞接天宗，髎外秉風曲垣首，
　　肩外俞連肩中俞，天窗乃與天容偶，
　　銳骨之端上顴髎，聽宮耳前珠上走。

小腸經的主要病症

　　小腸經異常時，可能出現以下病症。少腹*痛、腰脊痛引睪丸、耳聾、目黃、頰腫、咽喉腫痛等症。

小腸經可治療的疾病

　　經絡循行部位病症：肩臂外側後緣痛、耳聾、目黃、口瘡、咽痛以及經脈所過部位的手肩疼痛。

　　臟腑病症：少腹痛、腰脊痛引睪丸、瘧疾等。

　　五官病症：頭痛、目翳、咽喉腫痛等。

　　其他病症：昏迷、發熱等。

*少腹，肚臍下骨盆間，亦指肚臍兩旁。

肩中俞穴
肩外俞穴
臑俞穴　秉風穴
曲垣穴
天宗穴
肩貞穴

小海穴

支正穴

養老穴
陽谷穴
腕骨穴
後谿穴
前谷穴

少澤穴
（手臂外側）

聽宮穴
顴髎穴
天容穴
天窗穴

足太陽膀胱經：
通達全身的通道

足太陽膀胱經在內眼角與手太陽小腸經銜接，向上經額部與督脈交會後入腦，再沿枕部下行，沿脊柱兩旁下至腰部，屬膀胱，絡於腎。其旁支，一條從頭頂上至耳上角；一條自腰部分出，向下經臀部，進入膝窩；一條自左右肩胛骨內側下行，經髖關節沿大腿外後緣下至膝窩，再向下從足外踝至足小趾與足少陰腎經相接。膀胱經是人體穴位最多的一條經絡，共有六十七個穴。

經穴歌訣

足太陽經六十七，睛明目內紅肉藏，
攢竹眉衝與曲差，五處上寸半承光，
通天絡卻玉枕昂，天柱後際大筋外，
大杼背部第二行，風門肺俞厥陰四，
心俞督俞膈俞強，肝膽脾胃俱挨次，
三焦腎氣海大腸，關元小腸到膀胱，
中膂白環仔細量，自從大杼至白環，
各各節外寸半長，上髎次髎中復下，
一空二空腰髁當，會陽陰尾骨外取，
附分俠脊第三行，魄戶膏肓與神堂，
譩譆膈關魂門九，陽綱意舍與胃倉，
肓門志室胞肓續，二十椎下秩邊場，
承扶臀橫紋中央，殷門浮郄到委陽，
委中合陽承筋是，承山飛揚踝跗陽，
崑崙僕參連申脈，金門京骨束骨忙，
通谷至陰小指旁。

膀胱經的主要病症

膀胱經異常時，可能會出現小便不通、遺尿、癲狂、目痛、鼻塞多涕、頭痛等病症。

膀胱經可治療的疾病

經絡循行部位病症：頸項、背、腰、臀後側、下肢等本經循行部位疼痛。

臟腑病症：十二臟腑及其相關組織器官病症[*]。

泌尿系統病症：小便不利、尿血、遺尿等。

五官病症：頭痛、鼻塞、鼻衄等。

其他病症：癲狂、癲癇症。

---

[*]編註：因膀胱經上有十二臟腑之背俞穴，此為五臟六腑之氣輸注於背部的腧穴，能反映各臟腑的病症，也用於治療內臟病症。

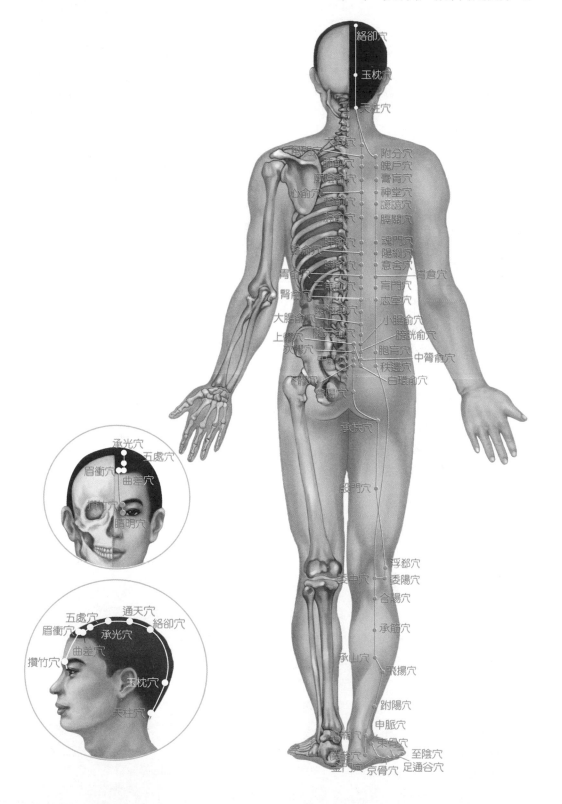

足少陰腎經：
人體健康的根本

　　足少陰腎經在足小趾與足太陽膀胱經銜接，自足心經足內踝沿小腿、大腿內側上行，貫穿脊柱，屬於腎，絡於膀胱，沿腹部上至鎖骨。其旁支，從腎臟向上經過肝入肺，沿喉嚨到舌根旁；另一旁支，從肺分出聯絡心，在胸中與手厥陰心包經相接。共有二十七個穴。

經穴歌訣

　　足少陰穴二十七，湧泉然谷太谿溢，
　　大鍾水泉通照海，復溜交信築賓實，
　　陰谷膝內跗骨後，以上從足走至膝，
　　橫骨大赫聯氣穴，四滿中注肓俞臍，
　　商曲石關陰都密，通谷幽門寸半闢，
　　步廊神封膺靈墟，神藏或中俞府畢。

腎經的主要病症

　　腎經異常時，可能出現咯血、氣喘、舌乾、咽喉腫痛、水腫、大便祕結、腹瀉、腰痛，脊股內後側痛、痿弱無力、足心熱等症。

腎經可治療的疾病

　　經絡循行部位病症：腎經所經過部位疼痛不適，下肢厥冷、足內踝腫痛等。
　　臟腑病症：水腫、小便不利、頻尿、夜尿等。
　　五官病症：頭痛、牙痛、咽喉腫痛、耳鳴、耳聾、目眩等。
　　婦科病症：月經不調、崩漏等。
　　男科病症：遺精、陽痿等。

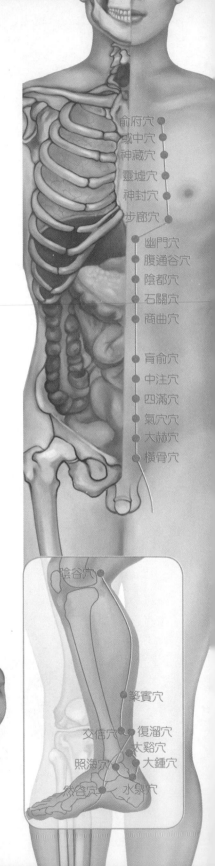

手厥陰心包經：
護衛心臟 ✏

　　手厥陰心包經起於胸中，與足少陰腎經銜接，絡於三焦，自胸部向手臂內側循行，在無名指的指端與相表裡的手少陽三焦經相接。共有九個穴。

經穴歌訣

　　九穴心包手厥陰，
　　天池天泉曲澤深，
　　郤門間使內關對，
　　大陵勞宮中衝尋。

心包經的主要病症

　　心包經異常時，主要表現為以下病症。心痛、胸悶、心悸、心煩、癲狂、肘臂攣急等症。

心包經可治療的疾病

　　經絡循行部位病症：上臂內側痛、肘臂攣麻、手腕痛、掌心發熱等。
　　臟腑病症：心痛、心煩、心悸、胸悶等。
　　胃腑病症：胃痛、嘔吐等。
　　其他病症：失眠、神志失常（如癲狂）等。

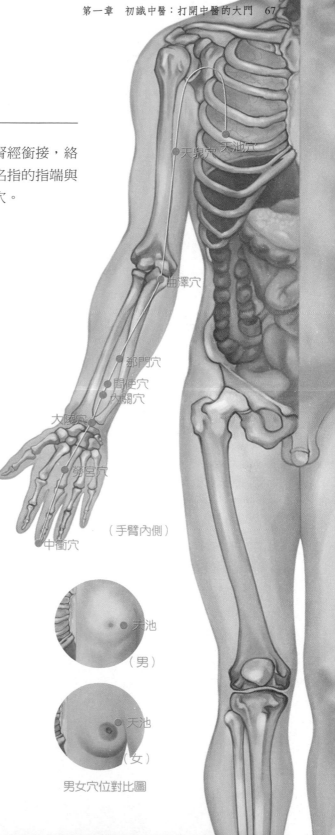

天泉穴　天池穴

曲澤穴

郤門穴
間使穴
內關穴
大陵穴

勞宮穴

（手臂內側）

中衝穴

天池

（男）

天池

（女）

男女穴位對比圖

手少陽三焦經：
保護頭腦安全

手少陽三焦經起於無名指，與手厥陰心包經銜接，向上經手腕背部至手臂外側，上行至肩部進入缺盆，分布於胸中，再向下至腹部，依次為上焦、中焦、下焦等三焦。其旁支，從胸中上入缺盆，經頸部、耳後到達額角、臉頰、眼眶；另一旁支從耳後、耳中到耳前，再到目外眥（眼外角）與足少陽膽經相接。共有二十三個穴位。

經穴歌訣

二十三穴手少陽，
關衝液門中渚旁，
陽池外關支溝正，
會宗三陽四瀆長，
天井清冷淵消濼，
臑會肩髎天髎堂，
天牖翳風瘈脈青，
顱息角孫耳門鄉，
和髎耳前銳髮處，
絲竹眉梢不需量。

三焦經的主要病症

三焦經異常時，可能出現腹脹、水腫、遺尿、小便不利、耳聾、耳鳴、咽喉腫痛、目赤腫痛、耳後、肩臂肘部外側疼痛等症。

三焦經可治療的疾病

經絡循行部位病症：胸脇處疼痛、肩臂外側痛，上肢攣急、麻木、不遂等。

臟腑病症：上焦病變易出現胸悶、心悸、咳喘；中焦病變易出現脾胃脹痛、食欲不振；下焦病變易出現水腫、大小便異常等。

五官病症：頭、目、耳、頰、咽喉病等。

其他病症：熱病。

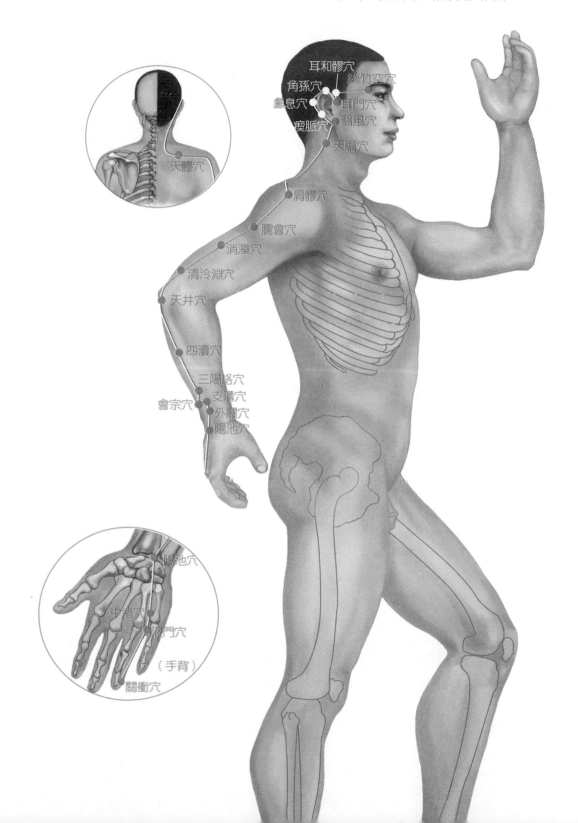

耳和髎穴
角孫穴
絲竹空穴
顱息穴
耳門穴
瘈脈穴
翳風穴
天牖穴
天髎穴
肩髎穴
臑會穴
消濼穴
清泠淵穴
天井穴
四瀆穴
三陽絡穴
支溝穴
會宗穴
外關穴
陽池穴

陽池穴
中渚穴
液門穴
（手背）
關衝穴

足少陽膽經：
調治頭面部疾病

足少陽膽經在目外眥與手少陽三焦經銜接，上行至頭面。其旁支，自目外眥下至大迎沿頸部至胸腹，屬於膽，絡於肝，再沿脇肋內下行至腹股溝進入髖關節。其直行經脈，從缺盆直下，經胸脇、髖關節，沿大腿外側經足外踝在足大趾甲後與足厥陰肝經相接。共有四十四個穴。

經穴歌訣

少陽足經瞳子髎，四十四穴行迢迢，
聽會上關頷厭集，懸顱懸釐曲鬢翹，
率谷天衝浮白次，竅陰完骨本神邈，
陽白臨泣目窗闢，正營承靈腦空搖，
風池肩井淵腋部，輒筋日月京門標，
帶脈五樞維道續，居髎環跳風市招，
中瀆陽關陽陵穴，陽交外丘光明宵，
陽輔懸鐘丘墟外，足臨泣與地五會，
俠谿竅陰四趾端。

膽經的主要病症

膽經異常時，可能出現以下病症。口苦、目眩、瘧疾、頭痛、頷痛、目外眥痛、缺盆部腫痛、腋下腫，足外側發熱等症。

膽經可治療的疾病

經絡循行部位病症：膽經循行部位疼痛、麻木，如胸、脇、股下及下肢外側、足外側等處。

臟腑病症：胸脇苦滿、黃疸、食欲不振等。

五官病症：偏頭痛、眼痛、耳咽疾病等。

其他病症：發熱、癲狂等。

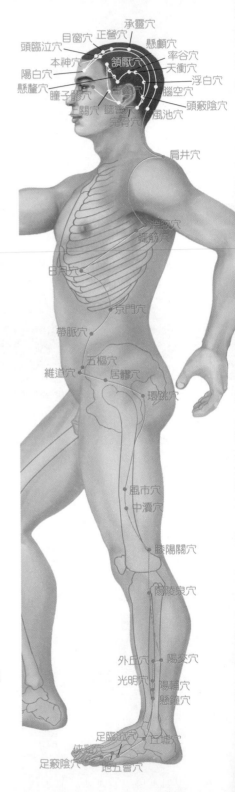

足厥陰肝經：
修身養性的關鍵

足厥陰肝經在足大趾甲後與足少陽膽經銜接，沿足背經足內踝上行，經小腿、大腿內側，上入陰部、小腹至胃，屬於肝，絡於膽，散布於脅肋部。再上行至喉嚨、鼻咽，與目系相連，於額部與督脈相會。其旁支，在目系往下至面頰部；另一旁支從肝出，在肺中與手太陰肺經相接。共有十四個穴。

經穴歌訣

一十四穴足厥陰，大敦行間太衝侵。
中封蠡溝中都近，膝關曲泉陰包臨。
五里陰廉急脈穴，章門常對期門深。

肝經的主要病症

肝經異常時，可能出現腰痛、胸滿、呃逆*、遺尿、小便不利、疝氣、少腹腫痛等症。

肝經可治療的疾病

經絡循行部位病症：經脈所經過部位疼痛不適，胸脅脹痛、腹痛、下肢痹痛、麻木、不遂等。

肝膽病症：黃疸、嘔逆，肝風內動所致的中風、頭痛、眩暈、驚風等。

婦科病症：月經不調、痛經、崩漏、帶下等。

其他病症：遺尿、小便不利、疝氣、易怒、抑鬱等。

---

* 呃逆即是打嗝的意思。

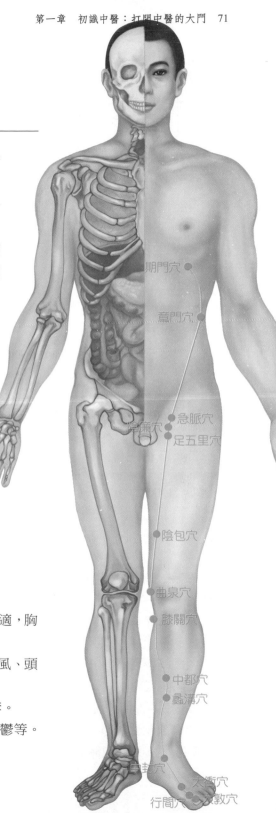

期門穴
章門穴
陰廉穴　急脈穴
足五里穴
陰包穴
曲泉穴
膝關穴
中都穴
蠡溝穴
中封穴
大敦穴
行間穴　太衝穴

任脈：
調節一身的陰經氣血 ✏

　　任脈，被稱為「陰脈之海」，起於胞中（小腹），自會陰出，沿腹部前正中線上行至咽喉部，再上行至口唇，上至眼眶聯繫目系。共二十四個穴。任脈運行路線和人體的生殖系統相對應，與女子經、帶、胎、產等關係密切，故有「任主胞胎」之說。

經穴歌訣

　　任脈三八起會陰，曲骨中極關元銳。
　　石門氣海陰交仍，神闕水分下脘配。
　　建里中上脘相連，巨闕鳩尾蔽骨下。
　　中庭膻中慕玉堂，紫宮華蓋璇璣夜。
　　天突結喉是廉泉，唇下宛宛承漿舍。

任脈的主要病症

　　任脈異常時，可能會出現以下病症。如疝氣、帶下、腹中結塊等。

任脈可治療的疾病

　　臟腑病症：腹部、胸部相關之內臟疾病。
　　婦科病症：月經不調、痛經、崩漏、帶下、各種婦科炎症等。
　　男科病症：遺精、陽痿等。
　　泌尿系統病症：小便不利、遺尿等。
　　頭頸部病症：癭氣、梅核氣、咽喉腫痛、暴喑、口歪、齒痛等。
　　其他病症：虛勞、脫證，癲癇、失眠等。

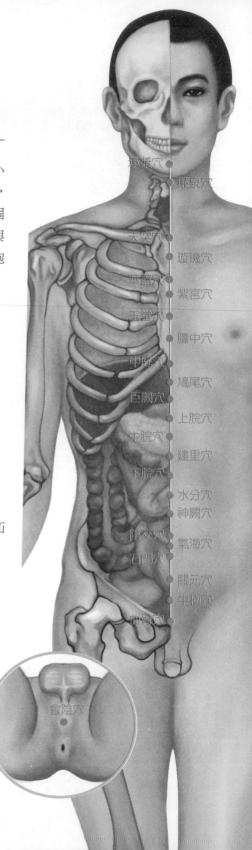

承漿穴
廉泉穴
天突穴
璇璣穴
華蓋穴
紫宮穴
玉堂穴
膻中穴
中庭穴
鳩尾穴
巨闕穴
上脘穴
中脘穴
建里穴
下脘穴
水分穴
神闕穴
陰交穴
氣海穴
石門穴
關元穴
中極穴
曲骨穴

會陰穴

督脈：
調節陽經氣血的總督

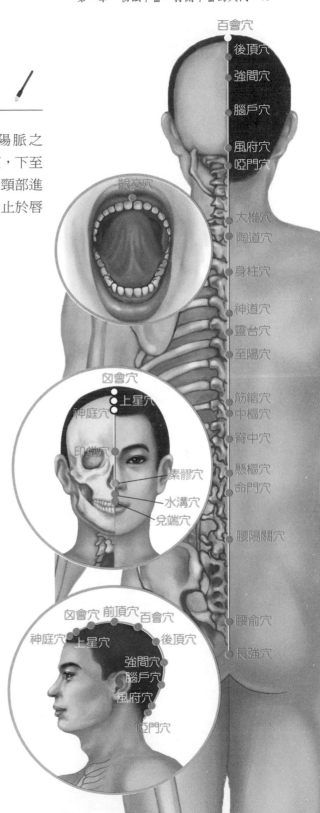

督脈總管一身的陽氣，被稱為「陽脈之海」，可調節全身的陽氣。督脈起於小腹，下至會陰處，向後從尾骨沿著脊柱上行，經後頸部進入腦，再上行至頭頂，沿前額向下至鼻，止於唇繫帶處。共有二十九個穴。

經穴歌訣

督脈中行二十九，長強腰俞陽關密。
命門懸樞接脊中，筋縮至陽靈台逸。
神道身柱陶道長，大椎平肩二十一。
啞門風府腦戶深，強間後頂百會率。
前頂囟會上星圓，神庭素髎水溝窟。
兌端開口唇中央，齦交唇內任督畢。

督脈的主要病症

督脈異常時，可能出現脊柱僵硬疼痛、角弓反張等病症。

督脈可治療的病症

經絡循行部位病症：頭頂、脊背、腰骶疼痛，下肢痿痹等。
臟腑病症：五臟六腑相關病證。
五官病症：頭痛、眩暈、口、齒、鼻、目等病症。
神志病症：失眠、健忘、癲癇、昏迷等。
其他病症：發熱、中暑、驚厥等。

第 6 課　疾病發生的原因

　　病因，又稱病邪、病原、致病因素，是使人體發生疾病的原因。致病因素所引起的病理表現，包括發病形式、病機、發展規律和轉歸的一種完整的過程。根據疾病的發病途徑及形成過程，可將病因分為外感、內傷、病理產物形成的病因，以及其他病因等。

外感所致

　　外感病因，是指由外而入，或從皮毛，或從口鼻，侵入機體，引起外感疾病的致病因素，主要包括風邪、寒邪、暑邪、濕邪、燥邪、火邪等六淫，以及癘氣。

六淫

　　風、寒、暑、濕、燥、火，本是自然界中六種自然的氣候變化現象，稱為「六氣」。當人體由於某些原因不能適應氣候的變化，或氣候變化超過了人體所能適應的範圍（太過或不及），就會成為致病因素，中醫稱為「六淫」或「六邪」。六淫既可以單獨侵犯人體，又可能兩種以上同時為害。六淫邪氣不僅相互影響，在一定條件下還可能互相轉化，形成錯綜複雜的病理變化，致使疾病表現出各種不同的症狀。

　　臨床上還有一些並非六淫外邪所致之外感病，而是臟腑陰陽氣血失調，產生內風、內寒、內濕、內燥、內熱（火）等五種病理變化，這些病理表現與六淫致病特點、證候類似，稱為「內生五邪」。

　　外感六淫與內生五邪雖有區別，卻又息息相關。六淫損傷人體，會由表入裡損及臟腑，易致內生五邪之害。內邪會導致臟腑功能失調，使人易感六淫之邪。

癘氣

　　癘氣不是由氣候變化所形成的致病因素，而是細菌、病毒等病原體所致。癘氣經口、鼻等途徑，由外入內，故也屬於外感病因。癘氣又稱「疫氣」，是指具有強烈傳染性的病邪，常見的有痄腮（腮腺炎）、流行性感冒、猩紅熱、白喉、霍亂、鼠疫、愛滋病、禽流感、SARS、新冠肺炎等。癘氣致病的特點是發病急驟，病情危篤，傳染性強，易於流行，一氣致一病，症狀相似。

　　六淫和癘氣均屬外感病邪，其性質和致病特點各有不同，但因其所致之病多為火熱之候，故常統稱為外感熱病。

Q 六淫的特點和致病表現是什麼？

六淫致病多與季節氣候、居住環境等有關。不同的病邪具有不同的特點和致病表現。

風邪

特點：風為陽邪，其性輕揚，善變，為百病之長。

表現：頭暈頭痛、頭項強痛、口眼歪斜，汗出、惡風；發病急，變化快，來去急速，病程不長；往往被寒、濕、燥、熱等邪依附而一同侵襲人體。

濕邪

特點：濕為陰邪，其性重濁、黏滯、趨下，常阻礙氣機，易傷陽氣。

表現：胸悶脘痞、肢體困重、嘔噁、泄瀉等，分泌物和排泄物（如淚、涕、痰、帶下、二便等）穢濁不清。

暑邪

特點：暑為火所化，故為陽邪，大多夾濕。其性升散，容易耗傷津液。

表現：多為實熱症狀，如高熱、心煩、面赤、煩躁等。若夾濕，則多見四肢困倦、胸悶嘔噁、大便溏瀉等症狀。

寒邪

特點：寒為陰邪，以寒冷、凝滯、收引（收縮、牽引）為特徵。

表現：易傷陽氣而出現畏寒肢冷、腰脊冷痛、尿清便溏、水腫；易凝滯而致氣機阻滯，則胸、脘、腹冷痛或絞痛；寒性收引，可使筋脈收縮拘急作痛、肢體屈伸不利。

火（熱）邪

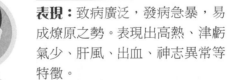

特點：火熱為陽邪，其性炎上，容易傷津耗氣，生風動血。

表現：致病廣泛，發病急暴，易成燎原之勢。表現出高熱、津虧氣少、肝風、出血、神志異常等特徵。

燥邪

特點：燥性乾燥，易傷津液，燥與秋令相應與肺氣相通，故易傷肺。

表現：口、鼻、咽、唇等官竅乾燥，皮膚、毛髮乾枯。

內傷所致 ✏

　　內傷病因，包含人的情志（七情內傷）及飲食失宜、勞逸失當等，當這些致病因素超過人體自身調節範圍，便會導致臟腑氣血陰陽失調而生病。內傷病因是與外感病因相對而言的，因其病自內而外，非外邪所侵。

七情

　　七情是指怒、喜、憂、思、悲、恐、驚等七種情志活動，是人的精神意識對外界事物的反應。七情是人對客觀事物的不同反應，在正常的活動範圍內，一般不會使人致病，只有突然強烈或長期持久的情志刺激，超過人體本身的正常生理活動範圍，或是失去調適能力，致使人體氣機紊亂，臟腑陰陽氣血失調，才會導致疾病的發生。

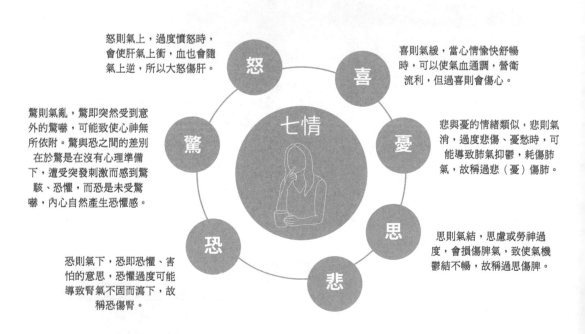

怒則氣上，過度憤怒時，會使肝氣上衝，血也會隨氣上逆，所以大怒傷肝。

喜則氣緩，當心情愉快舒暢時，可以使氣血通調，營衛流利，但過喜則會傷心。

驚則氣亂，驚即突然受到意外的驚嚇，可能致使心神無所依附。驚與恐之間的差別在於驚是在沒有心理準備下，遭受突發刺激而感到驚駭、恐懼，而恐是未受驚嚇，內心自然產生恐懼感。

悲與憂的情緒類似，悲則氣消，過度悲傷、憂愁時，可能導致肺氣抑鬱，耗傷肺氣，故稱過悲（憂）傷肺。

思則氣結，思慮或勞神過度，會損傷脾氣，致使氣機鬱結不暢，故稱過思傷脾。

恐則氣下，恐即恐懼、害怕的意思，恐懼過度可能導致腎氣不固而瀉下，故稱恐傷腎。

情志	關聯臟腑	病機	臨床表現
怒	肝	發怒時血隨氣逆上衝，血不能養肝，肝失濡養	性情多急躁、易怒、胸脅脹痛、煩躁不安
喜	心	啼笑無常的疾病多責之於心，心火旺盛或痰迷心竅	啼笑無常，精神失常而發狂
憂	肺	氣機不利，使肺受到損傷	胸悶不舒、食欲不佳、四肢無力、喜嘆息
思	脾	凝思過度也會使氣機不暢，氣滯而不行，影響脾的健運功能	食欲不振、消化不良，甚至發生嘔吐，久而久之則繼發氣血不足、消瘦乏力、精神萎靡、怔忡健忘
悲	心、肺	上焦閉塞不通，營不能暢行於脈中，衛不能布陽於外而鬱結心肺，變生邪火，消耗正氣	精神失常、心神不寧，容易患感冒、慢性咳嗽、蕁麻疹、斑禿等
恐	腎	腎精不足，氣血就不足，不能養心安神，遇到精神刺激時容易產生不必要的疑慮，由疑慮導致恐怖，愈疑愈深，恐則愈來愈甚	有恐懼情緒，常會遺精滑洩，嚴重者會發生二便失禁，甚至發生神志昏亂
驚	心、腎、肝、膽	人受到驚嚇時，神氣紊亂而散失，心神無所依附	呆滯、昏厥、神志失常

飲食失宜

　　飲食是人體攝取營養、維持生命活動不可缺少的物質，但飲食失宜又可能導致疾病發生。飲食所傷，主要受病之臟腑是脾胃，可導致宿食積滯，或聚濕、生痰、化熱，亦可累及其他臟腑而變生他病。另外，大病之後餘邪未盡，脾胃功能虛弱，亦可因傷食*而復發。

攝食不足

　　攝食不足，氣血化源不足，終致氣血衰少。氣血不足，則形體消瘦，正氣虛弱，抵抗力降低，易於繼發其他病證。

吃得過飽

　　進食超過脾胃的消化、吸收負荷，可能導致飲食阻滯，出現脘腹脹滿、噯腐反酸、厭食、吐瀉等食傷脾胃之病。如果久食過量，會阻滯腸胃經脈的氣血運行，發生腹瀉、便血、痔瘡等。過食油膩或高熱量食物，易於化生內熱，甚至引起癰疽瘡毒等。

飲食偏嗜

　　飲食內容均衡，五味調和，寒熱適中，無所偏嗜，才能使人體獲得需要的各種營養。若飲食偏嗜或膳食不均衡，或飲食過寒過熱，可導致陰陽失調，或某些營養元素缺乏而發生疾病。

飲食不潔

　　飲食不潔，會引起多種胃腸道疾病，出現腹痛、吐瀉、痢疾等；或引起寄生蟲病，如蛔蟲、蟯蟲、鉤蟲等，臨床表現為腹痛、嗜食異物、面黃肌瘦等症狀。若進食腐敗變質有毒食物，可致食物中毒，常出現腹痛、吐瀉等。

---

*傷食，病證名。因飲食不當損傷脾胃所致的病證。臨床表現為厭食，胸脘痞悶，香酸噯腐，腹脹泄瀉、大便酸臭、舌苔濁膩等。

勞逸失當

　　勞逸失當包括過度勞累和過度安逸兩個方面，其中過度勞累又分為勞力過度、勞神過度、房勞過度。正常的勞動和鍛鍊有助於氣血流通，增強體質，而長時間的過度勞累，或體力勞動，或腦力勞動，或房勞過度，才會成為致病因素而使人發病。適當的休息可以消除疲勞，使體力和腦力恢復，若是過度安逸（完全不勞動又不運動），也會使人氣血失調，陰陽失衡。

勞力過度

是指長期的不當活動和超過體力所能負擔的過度勞力。勞力過度會損傷內臟功能，致使臟氣虛少，出現少氣無力、四肢困倦、懶於言語、精神疲憊、形體消瘦等症狀，即所謂「勞則氣耗」「積勞成疾」。

房勞過度

指性生活不節制，房事過度。房勞過度會耗傷腎精，可致腰膝痠軟、眩暈耳鳴、精神萎靡，男子會出現遺精滑洩、性功能減退，甚至陽痿。

勞神過度

指思慮過度。勞神過度可耗傷心血，損傷脾氣，出現心悸、健忘、失眠、消瘦、焦慮及納呆、腹脹、便溏等症狀，甚至耗氣傷血，使臟腑功能減弱，正氣虧虛。

過逸之患

過逸是指過度安逸，既不勞動，又不運動。人體每天須要適當的活動，氣血才能流暢，若長期不勞動，又不鍛鍊，易使人體氣血不暢，脾胃功能減弱，出現過度肥胖、精神不振、體弱神倦、肢體軟弱等現象。

病理性因素 ✎

　　疾病發生和發展過程中，原因和結果會相互交替和相互轉化。由原始致病因素所引起的後果，可以在一定條件下轉化為另一些變化的原因，成為繼發性致病因素。痰飲、瘀血、結石都是在疾病發展過程中所形成的病理產物，當它們滯留體內時，可能成為新的致病因素，因而引起各種新的病理變化，通常稱為「繼發性病因」。

痰飲

　　痰飲是臟腑氣化失司，體內津液代謝障礙所形成的病理產物。「痰」得陽氣煎熬而成，煉液為痰，濃度較大，其質稠黏；「飲」得陰氣凝聚而成，聚水為飲，濃度較小，其質清稀。故有「積水為飲，飲凝為痰」的說法。

痰的形成

　　痰可分為有形之痰和無形之痰。有形之痰是指視之可見、聞之有聲、觸之可及的實質性的痰濁和水飲，如咳嗽吐痰、喉中痰鳴等；無形之痰只見其徵象，不見其形質，可見痰飲引起的特殊症狀和體徵，如頭暈目眩、神昏譫語等，多以苔膩、脈滑為重要臨床特徵。中醫有「百病多由痰作祟」或「怪病多由痰作祟」說法。

　　無形之痰不僅包括機體臟腑組織器官型態結構的異常，還與血液、脂代謝、糖代謝、能量代謝等的異常有關。因此，中醫學對痰的認識，主要是以臨床徵象為依據來進行分析的，飲則多留積於人體臟腑組織的間隙或疏鬆部位，並因其所停留的部位不同而名稱各異。

痰飲的致病特點有哪些？

1. 阻滯氣機，阻礙氣血
如痰阻於肺，則胸悶、咳嗽、喘促；濕困中焦，則脘腹脹滿，噁心嘔吐；痰阻經絡，則肢體麻木，屈伸不利；痰聚於局部，則生痰核*。

2. 致病廣泛，變化多端
痰飲在不同的部位可表現出不同的症狀，其臨床表現可基本歸納為咳、喘、滿、腫、悸、痛、眩、嘔等八種大病症。

3. 病勢纏綿，病程較長
如咳喘、眩暈、瘰癧、胸痺、癲癇、流注、中風、痰核、陰疽等病症皆有此特點。

4. 易擾亂神明（神志）
易出現神志失常的病症，如精神不振、失眠易怒、喜笑不休，甚則發狂等病症。

---

*痰核，指皮下腫起如核的結塊，不紅不腫，不硬不痛，能移動，一般不會化膿潰破。

瘀血

「瘀」有血液停留聚積，不能活動的意思。瘀血是指血液在體內不能正常循環運行，致使機體局部的血液凝聚停滯，因而形成病理產物。瘀血一旦形成，會作為一種新的致病因素作用於機體，使得氣機受阻，阻礙氣血的運行，導致臟腑的升降出入功能失調，因而產生新的病證。因此，中醫學把瘀血看作一種重要的致病因素。

瘀血的形成

形成瘀血的因素有很多，主要表現在以下幾個方面：

1. 外傷致瘀：各種外傷（如跌打損傷），或過度負重，或外傷肌膚，血離經脈，血液停留在體內，不能及時排出或消散，或血液運行不暢，就會導致瘀血的形成。

2. 勞累過度：過勞或過逸均會大量損傷人體內的氣，氣有運行血液的功能，氣行則血行，氣虛就會導致運血無力，血行遲滯也會導致瘀血。

3. 血寒：血得溫則行，得寒則凝。人體內陰寒過盛，就會使血液凝澀，運行不暢，因而導致瘀血。

4. 血熱：血與熱相互結合，就會促使血液黏滯，導致血液運行不暢，或熱灼脈絡，血溢於臟腑組織之間，都會有瘀血的產生。

5. 出血：是指體內出血之後，離經之血沒能完全排出體外而是在體內積留，就會產生瘀血。

瘀血致病的表現有哪些？

1. 疼痛
瘀血導致的疼痛，多半位置固定不移，且多有晝輕夜重的特徵，病程較長。

2. 腫塊
在體表的腫塊，多固定不移，色青紫或青黃；在體內的腫塊為癥積，較硬或有壓痛感。

3. 出血
血色紫暗或夾有瘀塊。

4. 面色紫暗，舌有瘀點
面色紫暗，口唇、指甲青紫等；舌質紫暗，或舌面有瘀斑、瘀點，舌下絡脈發紫等。

結石

結石是因體內濕熱濁邪蘊結不散，久經煎熬形成砂石樣的病理產物。結石在多個部位都會發生，以肝、膽、腎、膀胱、輸尿管、尿道和胃較為常見。一般來說，小的結石，容易排出來；而較大的結石，排出比較困難，多會留滯在體內產生疾病。

結石形成的原因

飲食失宜、情志內傷、藥物服用不當以及其他因素是形成結石的主要原因。

1. **飲食失宜：**喜歡食用油膩、高熱量以及辛辣味的食物或者嗜酒太過，都會影響脾胃的運化功能，致使濕熱在體內蘊生，內結於膽，久而久之就會形成膽結石；濕熱向下注入，在下焦蘊結，日久就會形成腎結石或者膀胱結石。

2. **情志內傷：**情慾不遂，肝氣鬱結，膽的疏泄功能失調，膽內氣機不通暢，膽汁排泄受到阻礙致使膽汁鬱結，日久便鬱蒸煎熬而形成結石。

3. **藥物服用不當：**長時間過量服用某些藥物，如磺胺類藥物，鹼性藥物，鈣、鎂、鉍類藥物等，機體就會受到損害，各個臟腑組織的升降出入功能失調而形成結石；或者服用的藥物及其代謝產物在體內還有殘存，與濁物、水濕、熱邪相結合，也會誘發結石的形成。

4. **其他因素：**外感六淫、過度安逸等，也會導致氣機不暢，促使濕熱由內而生，形成結石。此外，結石的發生還與年齡、性別、體質和生活習慣密切相關。

結石致病的表現有哪些？

1. 常為陣發性疼痛，或為隱痛、脹痛、絞痛。疼痛部位常固定不移，亦可隨結石的移動而有所變化。

2. 多發於膽、胃、肝、腎、膀胱等臟腑，也可發生於眼（角膜結石、眼瞼結石）、鼻（鼻石）、耳（耳石）、輸尿管、尿道等部位。

3. 病程較長，輕重不一。

4. 阻滯氣機，損傷脈絡。可見局部脹悶、痠痛等，程度不一，時輕時重，甚則結石損傷脈絡而出血。

其他致病因素 ✏

中醫病因學中，除了外感病因、七情內傷、病理性因素等以外，還有外傷、寄生蟲、毒、胎傳等，因其不屬外感內傷和病理性因素，故稱其為不內外因。

外傷

是指因為跌打損傷、燒傷、燙傷、車禍以及蟲獸傷等而導致皮膚、肌肉、筋骨、內臟等損傷的因素。如果皮肉受傷，就會出現腫痛、出血、瘀斑等症狀；筋骨受傷，就會出現骨折、脫臼等症狀；重要臟器受傷或出血過多，就會引起神志昏迷等。

寄生蟲

寄生蟲寄居於人體內，不僅消耗人的氣血、津液等，而且會損傷臟腑，導致疾病的發生。由於感染的途徑和寄生蟲寄生的部位不同，臨床表現也不一樣，如鉤蟲病可引起腹部隱痛、面黃肌瘦等症狀；蛔蟲病可引起胃脘劇痛、四肢厥冷等症狀。

毒

藥物之毒

「是藥三分毒」，藥物之所以能治病，就是在於它具有某種有別於其他藥物的偏性。中醫常常取其偏性以祛邪，調節臟腑功能，恢復陰陽的相對平衡，達到治癒疾病的目的。但未遵醫囑不當或過度用藥，則會導致疾病的產生。

致病性質強烈的外感邪氣

邪氣亢盛至極可以成毒害，如火熱之邪可成熱毒，寒極可成寒毒。邪氣長期蘊結不化而為毒，如濕熱之邪長期不解可成濕熱毒。六淫中凡是能引起局部乃至全身紅腫、痘、化膿等使形體組織器官損傷者，皆為毒邪。

外來之毒

食物毒、動物毒、環境毒素（如空氣污染、水質污染）等。

內生之毒

凡是來源於體內、人體不須要的，以及有害於於健康的物質都可稱為內生之毒。比如糞毒、尿毒、濕毒等。

追本溯源，原來是人體自身出了問題

　　儘管疾病的種類繁多，臨床徵象千變萬化，各種疾病、各個症狀都有其各自的機制，但從人自身來說，不外乎是陰陽失調，邪正盛衰，精、氣、血失常，津液代謝失常，內生五邪等導致。

陰陽失調

　　陰陽失調是指機體在疾病的發生發展過程中，由於各種致病因素的影響，導致機體的陰陽消長失去相對的平衡，致使陰陽偏盛、偏衰，或陰不制陽、陽不制陰。因此，陰陽失調是中醫學的基本病機之一，是人體陰精、陽氣等各種生理性矛盾和關係遭到破壞的概括，是疾病發生、發展的內在根據。

　　陰陽失調病機是以陰陽的屬性，陰和陽之間所存在的相互制約、相互消長、互根互用和相互轉化的理論，用來闡釋、分析、綜合機體一切病理現象的機理。陰陽失調的各種病機，會隨著病情的進退和邪正的盛衰等情況而變化。因此，必須隨時觀察和掌握陰陽失調病機的變化，方能把握住疾病發生、發展的本質。

邪正盛衰

　　邪正盛衰，是指在疾病發生發展過程中，機體的抗病能力與致病邪氣之間相互鬥爭所發生的盛衰變化。邪正鬥爭，不僅關係著疾病的發生、發展和轉歸，也影響著病證的虛實變化。所以，邪正鬥爭是疾病病理變化的基本過程。

　　在疾病的發展變化過程中，正氣和邪氣的力量對比並非固定不變的，在正邪的鬥爭過程中，不斷地發生著消長盛衰的變化，隨著體內邪正的消長盛衰而形成了病機的虛實變化。

疾病虛與實的變化

　　虛與實，體現了人體正氣與病邪相互對抗消長運動形式的變化，「邪氣盛則實，精氣（正氣）奪則虛」，致病因素作用於人體之後，在疾病的發展過程中，邪正是互為消長的，正盛則邪退，邪盛則正衰。隨著邪正的消長，疾病就反映出兩種不同的本質，即虛與實的變化。

精、氣、血失常

　　精、氣、血失常，是指在疾病過程中，精、氣、血的生成、代謝和功能異常，以及它們之間互根互用關係失調的病理變化。精、氣、血充足和運行順暢，是臟腑、經絡等組織器官進行生理活動的基礎。如果因某些致病因素的影響，導致精、氣、血的失常，必然會影響到機體的生理功能，導致疾病發生。但是精、氣、血又必須依賴正常的臟腑生理功能活動來維持其正常運行，因此臟腑生理功能異常也會影響到精、氣、血代謝失調而導致一系列病理變化。

津液代謝失常

　　是指津液的生成、輸布、排泄失常，主要有兩個方面：一是津液的生成不足，或耗散和排泄過多，出現津液不足的病理狀態；二是津液的輸布排泄障礙，出現濕濁困阻、痰飲凝聚、水液滯留的病理變化。

內生五邪包括哪五邪？

1. 風氣內動
又稱「內風」，是指在疾病發展過程中，體內陽氣亢逆變動形成的。由於與肝的關係密切，故又稱之為「肝風內動」。

2. 寒從中生
又稱「內寒」，是指機體陽氣虛衰，溫煦氣化功能減退，虛寒內生，或陰寒之邪彌漫的病理狀態，多與脾、腎等臟陽氣虛衰有關。

3. 濕濁內生
又稱「內濕」。脾虛生濕，由於脾運化水液功能障礙，導致水濕痰飲內生、蓄積停滯的病理狀態。

4. 津傷化燥
又稱「內燥」，是指機體津液不足，組織器官和孔竅失其濡潤出現乾燥枯澀的病理狀態。

5. 火熱內生
又稱「內熱」，是指機體陽盛有餘，或陰虛陽亢，或氣血鬱滯，或病邪鬱結而產生的火熱內擾，機能亢奮的病理狀態。

望聞切
問

四診
合參

八綱
辨證

病性
辨證

臟腑
辨證

辨別
疾病

第二章

診斷入門：
望、聞、問、切，辨別疾病

　　望、聞、問、切是中醫診病的四大法寶，利用這四種方法，可以觀察疾病、了解疾病。這四種診斷方法中，每一種各有其獨特的作用和意義，但彼此又互相聯繫，不能單一運用某種診法去判斷疾病，必須結合運用，綜合分析，才能正確全面了解病情、確定疾病，以便對疾病做出正確的治療方案。

第 7 課　四診，中醫學四大法寶

四診，包含望、聞、問、切，是中醫診察疾病的常用方法。

望診

望面色知健康

望診，是指醫者運用自己直觀的視覺，有目的性的觀察患者全身或局部一切可見徵象，以及其排出物的狀態，以了解病情的方法。望診在中醫診斷學中佔有特殊的地位，「望而知之謂之神」，有經驗的醫生，能夠透過對人體體表的觀察，推斷整個機體的健康狀態和病變情況。望診的內容包括觀察人的形體、面色、舌體／舌苔、皮膚、五官九竅等。

什麼是望色

望色，又稱「色診」，是透過觀察患者面部皮膚的色澤變化來診察病情的方法。《黃帝內經 · 靈樞 · 邪氣臟腑病形》中曰：「十二經脈，三百六十五絡，其血氣皆上於面而走空竅。」面部色澤是臟腑氣血的外在顯現，中醫可以透過對面部各種狀況的觀察，來了解人體的健康狀態和病情變化。

面色包括常色與病色

常色，就是人體在正常生理狀態時面部皮膚的色澤。常色的特徵是光明潤澤、含蓄不露。面部皮膚光亮潤澤，是有神氣的表現，表示身體好、精神暢旺，精、氣、血、津液充盈，臟腑功能正常。「含蓄不露」是指面色紅黃隱隱，含於皮膚之內，而不特別顯露，是胃氣充足、精氣內含而不外洩的表現。

面色由於體質稟賦、季節、氣候、環境等的不同而有差異。常色又可分為「主色」和「客色」兩種。主色又稱正色，是與生俱來就有的基本膚色，屬個體素質，終生不變，由於種族、稟賦的原因，主色也有偏赤、白、青、黃、黑的差異。客色是指因季節、氣候不同或工作、生活條件的改變而發生正常變化的面色、膚色。因為客色仍然具有明潤、含蓄的特徵，所以依然屬於常色的範圍。人與自然息息相關，隨著季節、氣溫、時辰的變化，面色也可發生相應的改變，例如春天面色稍青，夏天面色稍紅，長夏面色稍黃，秋天面色稍白，冬天面色稍黑[*]。

---

[*]此處的青、赤、黃、白、黑色，是依四季與五行相應之五色，為正常之色。

Q 什麼是病色？ 具體有哪些表現？

病色，是指疾病反映在面部的色澤變化，不同的疾病面部呈現出的顏色也不同。

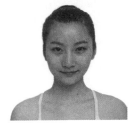

正常人的面色是面部皮膚光亮潤澤。

青色

病證：主寒證、痛證、瘀血證及驚風證。

症狀：多由於氣血不通，經脈痹阻所致。寒證、痛證、瘀證者，常見面色青白、青紫或青黑晦暗，並且多伴有疼痛感；驚風多見於小兒，其眉間、鼻柱、口唇四周會出現青灰色，亦可見於高熱抽搐患兒。

白色

病證：主氣血虛、陽虛證或失血證。

症狀：多為陽氣虛弱，氣血運行無力；或失血耗氣，氣血不足所致。面色淡白無華，唇舌色淡，是血虛證或失血證的表現；面色虛白，是陽虛證的症狀表現；面色蒼白，是陽氣暴脫或陰寒內盛的症狀表現。

赤色

病證：主熱證，又見虛陽上浮之證。

症狀：多由熱盛引起血液充盈脈絡所致。面色紅赤或滿面通紅，這是熱證的主要表現。面色蒼白卻突然出現泛紅如妝的樣子，這是虛陽上浮的主要表現，多見於久病或重病者，屬於危重證候。

黑色

病證：主腎虛證、寒證、瘀血證等。

症狀：多為腎陽虛致使水分在體內過多停留，造成寒水陰邪過盛所致。面黑而乾焦，是腎陽虛的表現；眼眶周圍發黑，多是腎虛水飲或寒濕帶下的表現；面色黧黑、肌膚甲錯（又稱「肌若魚鱗」，是皮膚粗糙乾燥、過度角質化之狀態），多是瘀血的表現。

黃色

病證：主濕熱證、寒濕證等。

症狀：多為脾虛不能化生氣血，或水濕內盛使脾不能運化所致。脾胃氣虛導致氣血不足，可能出現面色淡黃、枯槁沒有光澤；脾失健運，水濕泛溢肌膚，會出現面色黃而虛浮；濕熱薰蒸，膽汁外溢，會出現面黃鮮明如橘皮色；寒濕鬱阻，氣血不榮，會出現面黃晦暗如煙熏色。

望神知健康

「神」是生命的主宰，有廣義和狹義之分。廣義的神，也就是我們常說的神氣，是人體一切生命活動的外在表現，反映人體臟腑功能的狀況；狹義的神，是指神志，包括人的精神、意識、思維和情志活動。《黃帝內經 · 素問 · 移精變氣論篇》曰：「得神者昌，失神者亡。」充分說明了神對人體的重要性。中醫望神望的是全身的總體狀況，包括神志的望診，以了解生命的整體狀況，有利於判斷病情。

望神的原理

神以精氣為物質基礎，精、氣、神是人體的三寶，精是指維持人體生命活動的物質精華，氣是人體生命活動之原動力，又指功能，神是人類精神意志之具體展現。中醫認為，精氣充足，則陰陽平衡，臟腑功能正常，神自然就旺盛，抗病力也就強。神的狀態能夠直接反映機體精氣、血和津液的盈虧以及臟腑功能的盛衰，對於判斷疾病的輕重及預後，具有重要的意義。

望神的主要內容

神可以反映在人的目光、面色、表情、神志、言語、體態等方面，這是望神的主要內容。其中，人的面部色澤、精神意識及眼神是望神的重點，尤其是診察眼神的變化。臨床上，一般把神的狀態分為五類，包含得神、少神、失神、假神和神亂。

得神

得神又稱「有神」，是神氣充足的表現。神志清楚、思維敏捷、言語清晰、目光明亮、精神煥發、面色榮潤含蓄、表情自然、動作靈活、體態自如、呼吸平穩、肌肉結實等，這些都是得神的具體表現。得神表示身體精氣充足，健康沒有疾病，即使有病，病情也比較輕微，臟腑正氣未傷，疾病預後良好。

Q 什麼是不健康的神態？
分別有哪些表現？

正常人的神態是得神，少神、失神、假神和神亂都屬於不健康的神態，一起來看看這些神態有哪些表現？又預示著怎樣的身體狀況？

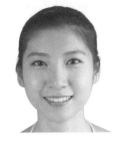

正常人的神態是目光明亮、精神煥發、面色榮潤含蓄、表情自然。

少神

症狀表現：少神即為神氣不足，是輕度失神的狀態，表現為精神不振、思維遲鈍、健忘、目光呆滯、聲低懶言、疲倦嗜睡、少氣乏力、動作遲緩等。

證候分析：少神表示機體精氣不足，或正氣輕度受損，臟腑功能減退，多見於氣血陰陽虛弱類的病證，比如氣虛、血虛、陰虛等。

假神

症狀表現：假神是指久病、重病之人，出現精神暫時好轉的虛假現象。病人本已失神，不能言語，突然精神轉佳，目光轉亮，言語不休或躁動不安；或原本數日不能進食，突然想吃東西；或本來面色蒼白，晦暗無澤，突然兩顴泛紅如妝等，這都是假神的具體表現。

證候分析：假神表示體內臟腑精氣極度衰竭，陰不斂陽，虛陽外越，陰陽即將離決，病情已經到了嚴重程度，多見於臨終之前。古人常把假神比喻成「殘燈復明」或「迴光返照」。

失神

症狀表現：失神又稱「無神」，是神氣衰敗的表現。精神萎靡、意識模糊、昏昏欲睡、聲低氣怯、語無倫次、表情淡漠呆板等都是失神的表現。

證候分析：失神表示體內精氣大傷，臟腑功能衰竭。病至如此，說明病情嚴重，預後不良。

神亂

症狀表現：神亂即為神志錯亂，是精神意識失常的表現，也屬失神的範疇。具體表現為焦慮恐懼、淡漠呆滯、狂躁不安等。

證候分析：多見於癲症（抑鬱症）、狂症（狂躁症）、癡呆等病人。神亂與失神不同，失神主要是神志昏迷的表現，表示病情已經很嚴重。神亂則以神志錯亂為主要表現，多反覆發作，緩解時就如同常人一般。

望頭面知健康

　　根據中醫的藏象學說，人體透過十二經脈將內在的臟腑與外在的五官九竅相連。因此，透過觀察頭面部就可以體察內在臟腑、氣血、肌肉、經絡等變化，了解正氣的盛衰及邪氣的深淺，可推測病情（病勢）的進退或順逆，並預知其預後情況。望頭面部主要是望頭髮的色澤、頭部的型態、面部的外觀。

望頭髮

　　頭髮的生長與腎氣和精血的盛衰關係密切，故望頭髮可以診察腎氣的強弱和精血的盛衰。正常人的頭髮色黑潤澤濃密，這是腎氣充盛、精血充足的表現。

　　如果頭髮細而稀疏，乾枯無光澤，並且容易脫落，多為腎氣虧虛、精血不足所致。如果頭髮突然片狀脫落，顯露圓形或橢圓形光亮頭皮，叫作「斑禿」，俗稱「鬼剃頭」，一般是血虛受風所致，精神因素也可能導致落髮。

望頭形

頭形	證候分析
大人頭形過大	可因腦積水引起
小兒頭形過大或過小，同時伴有智力低下者	多因先天不足、腎精虧虛引起
頭搖不能自主者	無論大人或小兒，皆為肝風內動之兆
小兒囟門凹陷（稱為「囟陷」）	多屬津液損傷、腦髓不足之虛證
小兒囟門高突（稱為「囟填」或「囟腫」）	多為熱邪亢盛，見於腦髓有病者
小兒囟門遲遲不能閉合（稱為「解顱」）	為腎氣不足、發育不良的表現

望面部外觀

面形變化	證候分析
面腫	多見於水腫病
腮部一側或兩側突然腫起，逐漸脹大，並且疼痛拒按，多兼咽喉腫痛或伴耳聾	屬溫毒，多見於痄腮（腮腺炎）
面部口眼歪斜	多見於中風患者
面呈驚恐貌	多見於小兒驚風，或狂犬病
面呈苦笑貌	多見於破傷風患者

望皮膚知健康

　　皮膚是人體最大的器官，覆蓋於人體表面。皮膚表面有毛髮、毛孔等附屬物，能防止外邪入侵，調節人體津液代謝和體溫，因此望皮膚也可以知健康。

望色澤

　　皮膚色澤亦可見五色，五色診亦適用於皮膚望診，常見而又有特殊意義者，為發赤、發黃、發白。

　　皮膚發赤：皮膚忽然變紅，有如染脂塗丹，稱為「丹毒」，可發於全身任何部位，初起鮮紅如雲片，往往遊走不定，甚者遍布全身。丹毒多因心火偏旺，又遇風熱邪毒所致。

　　皮膚發黃：皮膚、面目、指（趾）甲皆黃，是黃疸病，分陽黃、陰黃兩大類。陽黃，黃色鮮明如橘子色，多因脾胃或肝膽濕熱所致；陰黃，黃色晦暗如煙熏，多因脾胃為寒濕所困。

　　皮膚發白：失血過多及血虛者，常見皮膚蒼白。受寒也會導致皮膚蒼白，特別是四肢末梢變白發涼。

望膚質

　　皮膚浮腫，有壓痕，多屬水濕泛溢皮膚所致；皮膚乾癟枯燥，多為津液耗傷或精血虧損所致。

　　皮膚乾燥粗糙，狀如鱗甲，稱為「肌膚甲錯」，多因瘀血阻滯、肌失所養而致。

　　皮膚起皰，形似豆粒，稱為「痘瘡」。常伴有外感證候，包括天花、水痘等病。

　　皮膚上有斑，斑色紅，點大成片，稱為「斑疹」。疹形如粟粒，色紅而高起，摸之礙手，按病因不同可分為麻疹、風疹、癮疹等。

麻疹、風疹、癮疹分別有什麼特徵？

麻疹	風疹	癮疹
表現為出疹前，先有發熱惡寒、咳嗽噴嚏、鼻流清涕，發熱 3 ～ 4 天後疹點出現於皮膚，從頭面到胸腹、四肢，色如桃紅，形如麻粒，小而稀疏，撫之礙手，逐漸稠密。	初期類似感冒，頸部及枕部淋巴結腫大。發熱 1 ～ 2 天後皮膚出現淡紅色的皮疹，瘙癢不已，因皮疹細小如沙，故又稱「風痧」。	又名「蕁麻疹」，表現為皮膚忽然出現大小不同、形狀不一、邊界清楚的紅色或蒼白色團塊，伴有劇烈的瘙癢，抓撓後丘疹增大增多，發無定處，驟起驟退，退後不留痕跡。

望五官知健康

　　望五官是對目、鼻、耳、唇、口、齒齦、咽喉等頭面部器官的望診。診察五官的
異常變化，可以了解臟腑的病變。

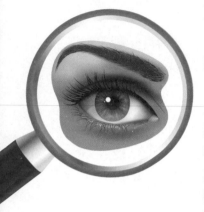

望目

　　眼睛不僅是人類心靈的窗戶，也是人體內臟的外鏡。五
臟六腑的精氣都上注於目，古人將眼睛的不同部位分屬於五
臟，可藉由望目觀察內在五臟健康情況。眼睛內眼角和外眼
角屬心，稱為「血輪」；白睛屬肺，稱為「氣輪」；黑睛屬
肝，稱為「風輪」；瞳孔屬腎，稱為「水輪」；眼瞼屬脾，
稱為「肉輪」。根據五輪變化可以診察相應臟腑的病變，這
就是「五輪」學說。望目的觀察重點為型態、色澤、眼神和
動態的異常改變。

目形

　　目窠＊微腫，狀如臥蠶，是水腫初起；老年人下眼瞼浮
腫，多為腎氣虛衰；眼窩凹陷，是陰液耗損之徵兆，或因精氣
衰竭所致；眼球突起而喘為肺脹；眼突而頸腫則為癭腫（甲
狀腺腫大）。

不同的眼睛色澤預示著不同的病況

　　眼角顏色發紅，多為心火；白睛發紅，多為肺火或外感風熱；整個眼睛
發紅且有腫脹感，多為肝經風熱；眼胞（上下眼皮）紅腫濕爛，多為脾火。另
外，白睛發黃，是黃疸的訊號；目眥（眼眶）淡白，是血液虧虛的徵象；目胞
色黑晦暗，多是腎虛、水寒內盛的徵象。

＊目窠，指眼的凹陷處，包括眼眶、上下眼皮。

眼神

「人之神氣，棲於二目。」望目最重要的就是望眼神，要觀察兩眼是否有神。目光明亮、精采內含、顧盼靈活、視物清晰者，都是有神的具體表現。表示臟腑精氣充沛、正氣旺盛、身體健康，有神者即使生病，病情也較輕，一般預後較好。目光晦暗呆滯，或浮光外露、顧盼遲鈍、視物昏暗不清，都是無神的表現，表示臟腑精氣虧虛，正氣虛衰，大多出現在重病、久病者，多半難以治癒且預後較差。

動態

是指觀察眼睛的動靜變化。黑睛斜向一側，橫目斜視，多屬肝風內動先兆或痙厥證；雙目上視前方不能轉動，多屬陰血虧損或痰迷心竅；瞳孔縮小，多為肝膽火熾所致，也可見於藥物中毒者；瞳孔散大，多屬腎精耗竭，是病危證候，但亦可見於肝膽風火上擾或外傷、藥物中毒等。如果是一側瞳孔逐漸散大，可見於中風或顱腦外傷病人。

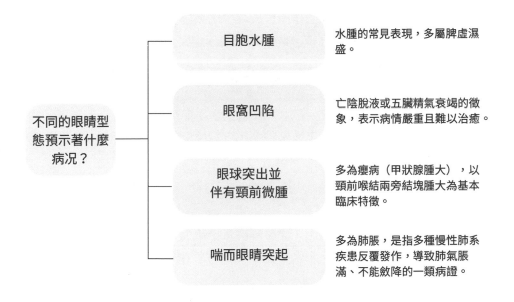

不同的眼睛型態預示著什麼病況？

目胞水腫　水腫的常見表現，多屬脾虛濕盛。

眼窩凹陷　亡陰脫液或五臟精氣衰竭的徵象，表示病情嚴重且難以治癒。

眼球突出並伴有頸前微腫　多為癭病（甲狀腺腫大），以頸前喉結兩旁結塊腫大為基本臨床特徵。

喘而眼睛突起　多為肺脹，是指多種慢性肺系疾患反覆發作，導致肺氣脹滿、不能斂降的一類病證。

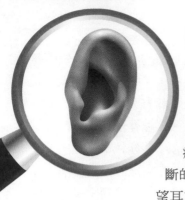

望耳

是指透過觀察耳部變化，以測知疾病的方法。中醫學認為，耳為腎之竅，且耳是「宗脈所聚」的部位，人體各臟腑、各部位在耳部都有反應點。當身體特定部位出現病變時，耳廓的相應部位，可能出現充血、變色、丘疹、水皰、脫屑、糜爛或明顯壓痛等病理改變，可做為診斷的參考。

望耳主要是觀察耳的色澤、型態及耳廓、耳道的變化等。

色澤

耳廓淡白，無血色，多屬氣血虧虛，可見於貧血、失血證及慢性消耗性疾病；耳廓顏色呈鮮紅或暗紅色，並伴有紅腫疼痛，多為肝膽濕熱或熱毒上攻；耳廓色青發黑，多見於久病有瘀血或有劇痛的患者。

型態

耳廓厚大而潤澤，是腎氣充足的表現；耳廓瘦小而乾枯，為先天腎氣不足的表現；耳廓萎縮瘦乾而色暗紅，多屬腎精虧損或腎陰耗竭；耳廓腫起，多由邪毒壅盛所致；耳輪皮膚甲錯，粗糙如鱗狀，可見於血瘀日久的病人。

耳內病變

耳內流膿，或者是耳道內腫痛，伴有耳廓牽拉疼痛，為耳道癤腫，多因肝膽濕熱蘊結所致。如果病程較長，日久不癒，則為慢性中耳炎。

耳朵之陽性反應物

如果耳朵局部有結節狀或條索狀隆起、點狀凹陷，多見於慢性增生性病變，如頸椎病等。耳朵局部血管過於充盈、擴張，可見到條索樣改變，常見於關節病、支氣管擴張等。

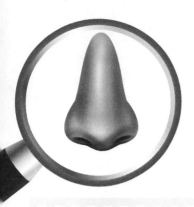

望鼻

　　肺氣通於鼻，鼻是呼吸系統的通道，且足陽明胃經分布於鼻旁。望鼻，主要是觀察鼻的色澤、型態以及分泌物的變化，以察知肺、脾胃等臟腑的病變。

色澤

　　鼻頭髮青，為虛寒或腹痛，多因寒凝血滯所致；兒童山根（鼻根）色青，多為消化不良所致；鼻色發黃，多為裡有濕熱；鼻色發白，多見於急性大出血、脫血奪氣，或氣血兩虛之病人；鼻色發紅，可見於脾肺蘊熱，或鼻部皮膚過敏；鼻色發黑，多為腎陽虛衰，寒水內停；鼻孔乾燥而色黑如煙熏，多因高熱日久，熱毒上熏所致。

膚質

　　鼻頭枯槁，是脾胃虛弱，胃氣不能上榮之候；鼻孔乾燥，為陰虛內熱，或燥邪犯肺；鼻孔乾燥、流鼻血，多因天氣乾燥致鼻黏膜破裂或陽亢於上所致。

型態

　　鼻頭或鼻翼部生紅色粉刺，多因肺和脾胃濕熱，熱入血分所致；鼻頭紅腫生瘡，如酒糟鼻，多屬肺胃積熱或血熱；喘而鼻翼煽動，是肺氣失宣，呼吸困難的表現，多見於熱邪蘊肺、哮病、喘病等。

分泌物

　　①鼻流清涕，多屬外感風寒，如果經常流清涕，而且反覆的鼻癢、鼻塞，總是打噴嚏，可能是「鼻鼽（讀音：ㄑㄧㄡˊ）」，西醫稱過敏性鼻炎，多為肺虛衛表不固，風寒乘虛侵犯所致。②鼻流濁涕，多為外感風熱，如果鼻子長期流膿涕，流出來的涕甚至還有腥臭味，中醫稱「鼻淵」，西醫稱鼻竇炎，為外感風熱或膽經蘊熱上攻於鼻所致。③涕黃質黏量少，或偶有血絲，稱為「鼻衄」，多因肺、胃、肝蘊熱，燥熱灼傷鼻絡所致。

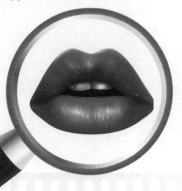

望口唇

　　口是飲食的通道，脾開竅於口，其華在唇，手足陽明經脈環繞口唇，望口唇主要是觀察其色澤和型態、動態的變化，可以診察脾、胃及腸道病變。

色澤

　　正常人唇色紅潤，是胃氣充足、氣血調勻的表現。

　　唇色淡白，多屬血虛或失血，是血少不能上充於唇絡所致。

　　唇色深紅，多屬熱盛，是因熱而唇部絡脈擴張，血液充盈所致。

　　嘴唇紅腫而乾，多為熱傷津液或熱入營血所致，屬於實熱證。

　　口唇櫻桃紅色，多見於一氧化碳中毒患者。

　　口唇青紫，多屬血瘀證，可見於心氣、心陽虛衰或嚴重呼吸困難的病人。

　　口唇青黑，是腎氣將絕或水氣內停所致。

　　小兒口唇發黃，多為脾胃虛弱，消化不良。

　　小兒口唇發青，多為驚風的先兆。

型態

口唇型態	證候分析
口唇乾裂	多為燥熱傷津或陰虛液虧所致
口唇糜爛	多為脾胃濕熱上蒸或食積生熱所致
口角流涎	小兒多為脾虛濕盛，成人多為中風後遺症
唇內潰爛，局部灼痛（口瘡）	多為虛火上炎所致
小兒口腔布白斑（鵝口瘡）	多為濕熱穢濁之氣上蒸於口所致

動態

　　正常人的口唇可隨意開闔，動作協調統一。如果發生病變，如口開而不閉，屬於虛證；口閉不開，牙關緊閉，屬於實證，多因肝風內動、筋脈拘急所致；口唇顫抖，多為陽衰陰盛或邪正交戰所致；口角歪斜，多為風痰阻絡所致。

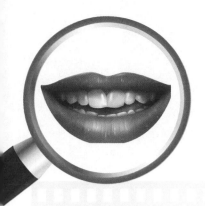

望齒與齦

腎主骨，齒為骨之餘，齦為胃之絡，是手足陽明經分布的地方，齒和齦透過諸多經脈的運行，與內臟保持密切的聯繫。因此，望齒與齦的變化，可診察腎、胃的病變以及津液的盈虧狀況。

齒的變化

如果牙齒黃垢，多因胃濁薰蒸所致；牙齒鬆動稀疏，甚至脫落殘缺，齒根外露，多因腎虛或虛火上炎所致；牙關緊閉，多屬肝風內動；牙齒有腐洞，多為齲齒；入睡時咬牙作響，醒後自然停止，多因胃熱，或蟲積，或胃有積滯所致。

齦的變化

如果牙齦淡白，多屬血虛或失血，齦絡失充所致。

牙齦紅腫熱痛，並且伴有齒齦出血的症狀，屬於實證，多因胃火亢盛所致。

牙齦色淡，齦肉萎縮，多屬腎虛或腎陰不足。

牙齦不紅不痛微腫者，屬脾虛血失統攝，或腎陰虧虛、虛火上炎所致。

望咽喉

咽喉是肺、胃的門戶，是呼吸、進食必經的通道。因此，望咽喉主要可以診察肺、胃、脾、腎的病變，觀察時應注意其色澤、型態和分泌物等。

咽喉狀況	證候分析
咽喉淡紅潤澤，不痛不腫，呼吸通暢	正常人咽喉
咽部深紅、腫痛明顯	屬實熱證，多為肺胃熱毒壅盛所致
咽喉長期疼痛，且咽部色紅嬌嫩	屬陰虛證，多為腎陰虧虛、虛火上炎所致
咽喉顏色發紅，乾燥且疼痛	多為熱傷肺津所致
咽喉紅腫潰爛	多為熱毒蘊結所致
咽喉淡紅漫腫	多屬痰濕凝聚

望舌知健康

望舌是中醫診病的重要內容,古人云「舌為心之苗」,又說「舌為胃之鏡」,可見舌診的重要性。舌診,是透過觀察舌象的變化,了解機體生理功能和病理情況的診察方法。它是經過長期的醫療實踐而逐漸形成和發展起來的,是中醫學獨特的診斷方法。

舌診的原理

舌與經絡:舌體透過經絡與體內臟腑和體表組織保持密切聯繫,當病邪侵犯人體,生理功能出現異常時,疾病信號可能會傳遞到舌體,因此,觀察舌象可以了解人體內在臟腑與氣血、精氣、津液等變化。

舌與臟腑:臟腑功能和病理變化會反映在舌面上,例如舌尖對應於心、肺;舌中對應於脾、胃;舌邊對應於肝、膽;舌根對應於腎和人體下腹部其他臟腑組織(中醫統稱為「下焦」)。此外,舌下的脈絡在循環功能發生障礙時,變化非常明顯,如舌下脈絡怒張。

舌與精、氣、血、津液:舌與精、氣、血、津液的關係,建立在舌與經絡、臟腑關係的基礎上。舌依賴經絡、臟腑的正常生理活動,以提供精、氣、血、津液等營養物質;精、氣、血、津液的分布、貯藏、代謝運行於舌與臟腑當中,支撐著它們各自的功能活動,並使它們之間能夠密切配合,相互協調,共同完成人體的各種生理活動。因此,臟腑功能的好壞,可從精、氣、血、津液的生成、運行、輸布、貯藏和代謝狀況等方面來判斷。

望舌色

舌色,是指舌體的顏色。淡紅舌是正常的舌色,淡白舌、紅舌、絳舌(舌色深紅)、青紫舌等則為病色舌。平時多關注自己的舌色,有助判斷自身健康狀況。

淡紅舌

淡紅舌就是指舌體顏色淡紅潤澤、白中透紅,是臟腑功能正常、氣血調和、心氣充足、胃氣充盛的表現。多見於正常人,或者外感病初起,病情較輕,沒有損傷氣血與內臟,也沒有嚴重的瘀滯,因此在舌象上仍表現為淡紅舌。

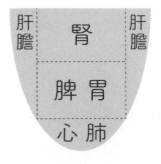

Q 病色舌有哪些？
分別有哪些表現？

淡白舌、紅舌、絳舌、青舌、紫舌等都是病色舌，不同的舌色表示不同的健康狀況。

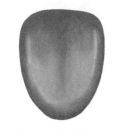

正常人的舌頭顏色是淡紅色的，白中透紅。

淡白舌

症狀表現：舌色較淡紅，色淺淡，甚至全無血色。

證候分析：主虛寒或氣血雙虧。由於陽能生化陰血的機能衰退，推動血液運行之力減弱，以致血液不能營運於舌中，故呈現淺淡而白之色。

絳舌

症狀表現：絳為深紅色，較紅舌顏色更深濃。若舌面無苔而呈絳紅色，如生牛肉狀，又稱「牛肉舌」。

證候分析：主病有外感與內傷之分，如果感冒時出現絳舌，表示熱進入到血脈中；如果內傷病中出現絳舌，表示陰虛火旺。牛肉舌則多見於糙皮病。

紅舌

症狀表現：舌色鮮紅，較淡紅舌深。若舌乳頭增大發紅似草莓樣，稱「草莓舌」。

證候分析：主熱證、虛熱證或實證。因熱盛致氣血沸湧，舌體脈絡充盈，故舌色鮮紅。草莓舌則多見於缺鋅或猩紅熱患者。

紫舌

症狀表現：舌色淡紫或紫暗而濕潤。

證候分析：紫舌由血液運行不暢，瘀滯所致。熱盛傷津，氣血壅滯，多表現為絳紫而乾枯少津；寒凝血瘀或陽虛生寒，多表現為舌淡紫或青紫濕潤。

青舌

症狀表現：舌色如皮膚暴露之青筋，全無紅色。

證候分析：主寒凝陽鬱，或陽虛寒凝，或內有瘀血。古書形容青舌如水牛之舌，由於陰寒邪盛，陽氣鬱而不宣，血液凝而瘀滯所致。

望舌形

舌形是指舌質的形狀，觀察舌體性狀的異常變化，可以辨別臟腑氣血的盛衰、疾病的寒熱虛實。部分舌形的變化，如舌菌、舌瘡、重舌等，歸屬於舌體的局部病變範疇。

胖大舌

症狀表現：舌體比正常舌頭大而厚，伸舌滿口，舌肌遲緩。還要注意觀察舌頭的顏色、舌苔以及舌面是否有紅點等。

證候分析：胖大舌主要由水濕、痰飲阻滯所致。若舌淡白胖嫩，舌苔水滑，屬脾腎陽虛，津液不化，以致積水停飲；若舌淡紅或紅而胖大，伴黃膩苔，多為脾胃濕熱與痰濁相搏，濕熱痰飲上溢所致。

胖淡舌

症狀表現：舌體顏色較平常舌色淡，舌體較正常舌大，伸舌滿口，舌苔薄白，有時舌體兩邊會有齒痕。

證候分析：胖淡舌是陽氣虛弱、水濕內停的表現，多由脾腎陽虛、濕濁內阻所致。人體內陽氣虛弱，溫煦、推動的功能受到影響，水液的輸布功能減弱，造成舌組織黏膜水腫，血色難以顯露，致使舌體胖大而色淡白。

瘦紅舌

症狀表現：舌體較正常舌扁薄而瘦小、色紅。

證候分析：瘦紅舌主要是由氣陰兩虛或陰虛火旺所致。熱邪侵襲機體，身熱日久不退，熱則血流加速，則舌色鮮紅；熱久損傷津液，營養消耗過度，身體缺乏濡養，致使舌肌和舌黏膜萎縮，舌體亦隨之瘦薄。部分患者是因各種慢性消耗性疾病，導致體內營養物質過度耗傷，因而出現此舌象。

瘦淡舌

症狀表現：舌色較正常舌色淡，無血色，舌體比平常舌薄，舌體瘦小。

證候分析：瘦淡舌是氣血兩虛的表現，主要與營養不良有關。常見於胃及十二指腸潰瘍、慢性胃炎、慢性出血性疾病引起的貧血症、代謝障礙等病症。瘦淡舌上如有明顯的苔垢，大多伴有輕度感冒或者消化不良。

嫩舌

　　症狀表現：舌體柔軟，舌質紋理細膩，舌面光潔滋潤，好像幼兒皮膚一樣浮胖嬌嫩。

　　證候分析：嫩舌是體質虛弱的一種表現，常見於內臟功能衰弱、營養代謝功能低下、抵抗能力差或者體質虛弱的亞健康族群。還可見於長期慢性疾病纏身，或患急性感染性疾病後，元氣大傷且尚未恢復的患者。

老舌

　　症狀表現：舌體堅斂蒼老，舌質紋理粗糙，舌色較暗。

　　證候分析：老舌大多出現在實證或熱勢較甚的病症發生時。當病邪侵襲人體，身體抵抗力較強時，免疫系統、循環系統以及代謝功能受到刺激後被調動起來，與病邪進行激烈的抗爭，致使氣血上湧，因而出現老舌。

點刺舌

　　症狀表現：舌面紅點是由舌乳頭充血腫大而凸顯出來的，大者為星，稱「紅星舌」；小者為點，稱「紅點舌」；突起如刺，摸之棘手，稱為「芒刺舌」。

　　證候分析：舌有紅點表示熱盛，舌尖有紅點、芒刺，為心火亢盛；舌中有紅點、芒刺，為胃腸熱極；舌兩邊有紅點、芒刺，多為肝膽火旺。

齒痕舌

　　症狀表現：舌體邊緣有牙齒壓迫的痕跡。舌頭的大小、腫脹程度以及舌苔顏色因個人身體情況不同而出現不一樣的狀況。

　　證候分析：齒痕舌的舌頭質地柔軟，說明身體陽氣虛，體能有所衰退。如果舌頭胖大，表示體內水濕較重。如果在胃腸功能虛弱時出現這種舌象，要預防腸胃炎等疾病的發生。

裂紋舌

　　症狀表現：舌面上有裂溝，而裂溝中無舌苔覆蓋。

　　證候分析：裂紋舌主陰血虧虛。出現裂紋的原因：除先天因素外，一是精血虧損，津液耗傷，舌體失養所致；二是熱盛傷陰、氣陰兩虛引起機體津液大傷，營養流失，舌組織營養不良所致。舌淡白而有裂紋者，多為血虛不潤；舌絳紅而乾，且有裂紋者，為熱盛傷津。

望舌態

　　正常的舌態是靈活有力的，但生病時，舌頭可能會出現舌體強硬、軟弱無力或歪斜等不健康的狀態。

強硬舌

　　症狀表現：指舌體強硬，失其柔和，運動不靈活，伸縮不方便，中醫學上也叫作「舌強（讀音：ㄐㄧㄤˋ）」。

　　證候分析：多為熱入心包、高熱傷津、風痰阻絡所致。如果舌紅而強硬，伴有神志不清的症狀，多屬熱擾心神；舌體強硬而舌苔厚膩，多為風痰阻絡；舌體強硬，說話吐字不清，伴有肢體麻木、口眼歪斜、眩暈等症狀，多為中風先兆。古人認為舌強直發硬，轉動不靈是一種危象，應特別注意。

痿軟舌

　　症狀表現：指舌體軟弱無力，一側或全舌痿軟，不能隨意伸縮轉動，伴有言語困難。

　　證候分析：多見於氣虛證、痿證，多為熱盛傷津、氣陰兩虛或陰液虧損、筋脈失養所致。常見於唾液分泌減少、神經系統疾病、舌肌無力等。久病舌體淡白而伸縮無力，多半是氣血兩虧所致；久病舌體發紅而痿軟無力，多為氣陰兩虛、陰虛火旺所致；舌體紅絳而痿軟無力，多為肝腎陰虧至極所致；新病，舌乾紅且突然痿軟無力，多因熱灼津傷所致。如果在某些急性熱病的後期，如流行性腦脊髓膜炎、日本腦炎等，見到痿軟舌，則表示病情危重，預後不良。

歪斜舌

　　症狀表現：伸舌時，舌體向左或向右偏歪。

　　證候分析：歪斜舌多見於中風或中風先兆，或外傷等。多因肝風內動、夾痰瘀阻、經氣不利而致。舌體歪斜、眩暈肢顫、言語不利，屬肝陽化風。如果伴有口眼歪斜、半身不遂的症狀，多因肝風夾痰夾瘀、阻滯經絡所致。

顫動舌

症狀表現：舌體震顫抖動，不能自主。較輕者，僅伸舌時顫動；嚴重者，不伸舌時亦見顫抖難寧。

證候分析：動則屬風，故顫動舌主動風，大多是由於熱盛、陽亢陰虧、血虛等因素，使熱灼肝經，或筋脈失養、舌脈攣急所致。新病且舌栩栩煽動而舌絳紫者，多屬熱極生風；久病且舌蠕蠕微動而舌淡白者，多屬血虛動風；若見舌顫動而色紅少津者，多屬肝陽化風；若見舌顫動而色紅少苔者，多屬陰虛動風；酒毒內蘊者，亦可見舌體顫動不已，可見於高熱、甲狀腺機能亢進、高血壓及部分神經系統疾病，如帕金森氏症等。

吐弄舌

症狀表現：舌體伸長，吐露於口外，弛緩不能立即回縮者，稱為「吐舌」；舌體頻頻伸出於口外，但又立即縮回，或舌舐口唇四周，振動不寧，時時不已，稱為「弄舌」。前者伸出時間較長而慢慢收回，後者稍微伸出則又立即收回。

證候分析：出現吐弄舌是由於心脾有熱，熱灼津傷，筋脈失養，引動肝風，舌脈動搖不寧所致。吐舌者，多見於疫毒攻心或正氣已絕患者，往往全舌色紫；弄舌者，多見於動風先兆，或小兒智力發育不良。

望舌苔

　　正常的舌苔是由胃氣上蒸所生，故胃氣的盛衰可從舌苔的變化上反映出來。病理舌苔的形成，多由胃氣夾飲食積滯之濁氣上升，或由邪氣上升而成。望舌苔，應注意苔質和苔色兩方面的變化。

苔質

　　苔質，是指舌苔的質地、型態，主要觀察舌苔的厚薄、潤燥、滑膩、剝落等變化。

薄苔

　　症狀表現：舌頭表面有一層薄薄的舌苔鋪於舌面，顆粒均勻，乾潤適中，可透過舌苔隱約地看到舌質的顏色。薄苔為正常舌苔或者疾病初起，或病情較輕淺。

　　證候分析：「苔垢薄者，形氣足。」薄苔有兩種顏色，一種是薄白苔，一種是薄黃苔。舌苔薄白、舌質淡紅是正常的舌象，但薄白苔有時亦可提示六淫之邪初襲人體，病邪在表尚未向裡傳，且病邪較輕，屬臟腑之氣未傷的輕淺階段；薄黃苔表示病變已由寒化熱、由表入裡的病理特徵，仍須要結合其他症狀，綜合判斷才能確定病症。

厚苔

　　症狀表現：舌頭的表面有一層厚厚的白色舌苔，舌苔較正常舌厚，不能透過舌苔看到舌質的顏色。

　　證候分析：「苔垢厚者，病氣有餘。」此種舌苔主病情由輕轉重，或有腸胃積滯的現象。厚白苔表示身體虛寒有濕氣，舌苔越厚表示病邪越重；如果是厚黃苔，則表明身體中濕熱蘊結，膽汁反流也會產生黃色厚膩苔。如果舌質紅，舌苔黃、厚而乾，為氣分熱盛傷陰；如果是淡紅舌，舌苔厚、白膩，為痰飲、濕濁、食滯等；如果是淡紅舌，舌苔白厚堆積如粉，大多是濕邪與熱毒相結而成；厚膩苔還可主「瘀血」。

燥苔

　　症狀表現：舌苔乾燥少津，嚴重時甚至會出現舌苔乾裂的現象，觀察時還要注意檢查舌頭本身的顏色。

　　證候分析：燥苔一般主高熱、吐瀉傷津。由於身體中有炎症或者慢性疾病，導致體內積熱過多，使得體液減少，無法滋潤舌頭，進而造成舌苔乾燥的現象。若舌苔只是乾燥偏白，表示身體中水液代謝不佳；若舌苔乾燥而色黃，為胃熱熾盛，損傷津液；若舌苔乾燥而色黑，為熱極陰傷；若舌苔乾燥色黑而且有刺，則屬熱極。

糙苔

　　症狀表現：糙苔比燥苔更加乾燥，像砂礫般粗糙，糙苔為津液虧耗之重證。苔質粗糙而不乾者，多為穢濁之邪盤踞中焦；苔質地較硬，有乾燥裂紋，稱為「糙裂苔」。

　　證候分析：糙苔表示體內內熱嚴重，體液迅速消耗，讓舌苔失去濕氣，喉嚨和嘴唇都很乾，而且舌頭本身偏紅。

膩苔

　　症狀表現：膩苔指苔質顆粒細膩緻密，均勻成片，緊貼舌面，中厚邊薄，揩之不去，刮之不易脫落。

　　證候分析：膩苔表示濕濁蘊結、陽氣被遏制，主痰濕、食積。如果舌苔顏色發白，黏附在舌頭表面，表示體內虛寒且充滿濕氣；如果舌苔顏色發黃，表示體內濕邪或痰濁蘊結化熱，或濕熱之邪侵犯臟腑，或食積化熱，屬實熱證。

滑苔

症狀表現：舌苔滑溜溜的，薄白而滑膩，舌面水分過多，觸摸濕滑欲滴，觀察時還要注意舌頭的大小以及邊緣是否有齒痕。

證候分析：滑苔主虛證、寒證，表示體內水分過剩，或是體質虛寒。滑苔是水飲內停的表現，水飲與濕、痰一樣，滯留在體內，容易引發新的疾病。如果舌頭較大，而且邊緣有齒痕的話，表示身體滯留過多水分；如果舌頭顏色本身呈紫色，表示身體虛寒，代謝功能衰退，無法維持應有的體溫，體溫低則抵抗力下降，要預防感冒、腹痛、腹瀉等疾病。

腐苔

症狀表現：舌苔較厚且顆粒粗大疏鬆，舌中、舌邊皆厚，形如豆腐渣堆積舌面，刮之易去。

證候分析：腐苔是因為身體內熱旺盛，同時水濕積聚在體內，主食積、痰濁，且有胃腸鬱熱之證。所謂「厚腐之苔無寒症」，要注意平時是否暴飲暴食，或是由於長期飲食不規律，對腸胃造成負擔後，導致消化不良、腸胃炎等，另外也要警惕「三高」以及皮膚問題等。

剝苔

症狀表現：舌上原本有舌苔，疾病過程中出現局部或全部消失剝落。

證候分析：若舌苔全部剝落，表示胃陰枯竭、胃氣大傷；若剝落不全，表示胃的氣陰不足、正氣漸衰。舌乳頭萎縮，舌體變小，舌面光滑呈絳紅色或紅色，稱為「鏡面舌」，多見於缺鐵性貧血、惡性貧血及慢性萎縮性胃炎患者。

Q 什麼是望苔色？ 不同苔色有哪些表現？

望苔色，是透過觀察舌苔的不同顏色變化，以診察疾病的方法。不同性質的邪氣所致的病證反映於舌象，會出現不同顏色的舌苔，而且隨著疾病的變化，苔色也會發生相應的改變。一般有白苔、黃苔、灰苔、黑苔、黴醬苔等。

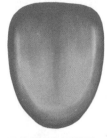

舌苔薄白為正常舌苔或者表證初起。

白苔

症狀表現：舌苔呈白色，是最常見的苔色，其他各色舌苔均可由白苔轉化而成。

證候分析：苔的厚薄與乾膩不同，提示的證型也不同。薄白苔可能是正常舌象，也可能是感受外邪，病邪還未入裡；苔白厚而膩，多為濕濁內困，陽氣不得伸展所致。

灰苔

症狀表現：苔色呈淺黑色。

證候分析：灰苔常由白苔晦暗轉化而來，或與黃苔同時並見，常見於裡證。苔灰薄而潤滑，多為體內有寒濕，或有痰飲；苔灰而乾燥，為熱病或陰虛火旺。

黴醬苔

症狀表現：舌苔黃、赤、黑三色同時出現，如同黴醬一樣。

證候分析：多因胃腸宿食，積久化熱，薰蒸穢濁上泛於舌面，也可見於濕熱夾痰的病證。

黑苔

症狀表現：苔色呈深灰色。

證候分析：大多由黃苔或灰苔轉化而成，表示病情比較嚴重。苔黑而乾燥，為熱極津枯；苔黑而滑潤，為寒盛陽衰。

黃苔

症狀表現：舌苔呈黃色。

證候分析：一般主脾胃病，常見於裡證、熱證。由於熱邪熏灼，所以苔現黃色，淡黃熱輕，深黃熱重，焦黃熱結。感冒時，苔由白轉黃，為表邪入裡化熱的徵象；若苔薄淡黃，為外感風熱表證或風寒化熱；舌淡胖嫩，苔黃滑潤者，多是陽虛水濕不化。

望排出物知健康

排出物是指人體排出的代謝廢物，包括涎、唾、痰、涕以及大便、小便等。各種排出物都是各有關臟腑生理活動或病理活動的產物，因此，望排出物可以測知相關臟腑的病變以及病邪的性質。

望涎

涎，就是口水。中醫認為，涎是脾之液，由口腔分泌，具有濡潤口腔、協助進食和促進消化的作用。望涎主要觀察脾與胃的生理與病理變化，診察時須要注意涎的稠與稀。口流清涎，為脾胃虛寒，因脾胃陽虛，氣不化津所致；口流白黏涎，多為脾胃濕熱，因濕熱困阻中焦，脾失運化，濕濁上泛所致。

小兒口角流涎，多由脾虛不能攝津，亦可見於胃熱熏積；極少數小孩，流涎是因神經、精神或內分泌這方面的疾病引起的，通常這類小孩不僅有流涎症狀，而且常常伴有其他智力發育不良或內分泌不足的症狀。睡中流涎，多由胃中有熱或宿食內停所致；中風患者也會出現口角流涎不止。

望唾

唾，是指從口腔吐出的帶泡沫的黏液。唾為腎之液，也與胃相關。口中唾液數量很多，多為食滯或濕阻，唾液隨胃氣上逆所致。如果是經常吐唾沫，多為胃寒，或腎陽虛，水液失於溫化，上泛於口所致。

診察時須要注意涎的稠與稀

涎在口角黏得住，掛得住，容易拉絲的為黏稠涎，反之為清稀涎。口流清涎，為脾胃虛寒，因脾胃陽虛，氣不化津所致；口流白黏涎，多為脾胃濕熱，因濕熱困阻中焦，脾失運化，濕濁上泛所致。

＊氣道，又稱「息道」，是指呼吸通道，為肺的附屬器官，包括鼻、咽喉、氣管等連成的呼吸道。《黃帝內經‧靈樞‧刺節真邪》有云：「宗氣留於海……其上者，走於息道。」

望痰

痰是由肺和氣道（呼吸道）＊排出的黏液，屬病理產物。在一般情況下，當呼吸道發生病變時，黏液的量、色澤、稠度、氣味等就會發生改變。

症狀	證候分析
痰色白，質稀	表示有寒證
黃痰	表示有熱證
痰少而黏，痰在喉嚨不易咳出	屬於燥痰
痰白滑，易咳出	屬於濕痰
痰中帶血	表示肺絡受損，多為肺陰虧虛而生虛火，或肝火犯肺，火熱灼傷肺絡，或外感邪毒、痰熱所致
咳吐膿血如米粥狀的痰，而且氣味腥臭	多為患有熱毒蘊藏在肺部的肺癰病

望涕

涕，是鼻黏膜分泌的黏液，為肺之液。望涕，須要看是新病或是久病，還要觀察是清涕還是濁涕。鼻塞流清涕，多為外感風寒，發病初期尚未出現全身性症狀，也沒有發熱惡寒，屬於風寒表證輕症。如果清涕量多如注，伴有噴嚏頻作，可能是「鼻鼽」（西醫稱過敏性鼻炎）。鼻流濁涕，也就是黃稠或黏稠鼻涕，表示為風熱，或肺經有火。如果長期流濁涕，量多，且有腥臭味，為鼻淵（西醫稱鼻竇炎），多為濕熱蘊阻所致。

望嘔吐物

嘔吐物是指口中吐出的內容物，包含飲食物、清水，甚至鮮血等，是較為常見的臨床症狀。外感內傷都可引起嘔吐，多因胃氣上逆所致。透過觀察嘔吐物的形、色、質、量，可以了解胃氣上逆的病因，分析疾病性質。

嘔吐物的診斷與病證辨別？

1. 清稀沒有酸臭味。
表示胃寒嘔吐，因胃陽不足，腐熟無力；或寒邪犯胃，損傷胃陽，水飲內停，胃失和降所致。

2. 穢濁有酸臭味。
表示胃熱嘔吐，因邪熱犯胃，胃失和降所致。

3. 伴酸腐味且夾雜不消化的食物。
屬於食傷，多因暴飲暴食，損傷脾胃，食滯胃脘，胃氣上逆所致。

4. 嘔吐黃綠或青藍苦水或酸水。
屬肝膽濕熱或鬱熱，多為肝氣橫逆犯胃，膽汁上溢所致。

5. 嘔吐鮮血。
多屬胃有積熱，或肝火犯胃，熱傷胃絡，迫血妄行所致，常見於胃潰瘍出血、食道靜脈曲張出血等危重症。

望大便

望大便，主要是觀察大便的顏色及質量。

大便型態／伴隨症狀	證候分析
大便色黃，呈條狀，乾濕適中	正常大便
大便清稀，有未消化的食物，或如鴨溏*者	多為寒瀉
大便色黃，清如米水，有惡臭者	多為熱瀉
大便色白	多為脾虛
大便燥結	多為實熱證
大便乾結如羊屎，排出困難，或多日不便而不甚痛苦者	多為陰血虧虛
大便如黏凍而夾有膿血，且兼腹痛、裡急後重者	多為痢疾
小兒便綠	多為消化不良的徵象
大便下血	先血後便，血色鮮紅，多見於痔瘡出血；先便後血，血色褐暗，多見於胃腸出血

望小便

觀察小便時要注意顏色、尿質和尿量的變化。

小便型態／伴隨症狀	證候分析
顏色淡黃，清淨不濁，尿後有舒適感	正常小便
小便清長量多，伴有形寒肢冷	多為寒證
小便短赤量少，伴灼熱疼痛	多為熱證
尿混濁像膏脂或有滑膩之物	膏淋
尿有砂石，小便困難而痛	石淋
尿血，伴有排尿困難而灼熱刺痛	血淋
尿混濁如米泔水，形體日瘦	多為脾腎虛損

望帶下

望帶下，應注意帶下的量、色、質以及氣味等。

帶下型態／伴隨症狀	證候分析
帶下色白而清稀，無臭，甚則如水	多屬虛證、寒證
帶下色黃或赤，稠黏臭穢	多屬實證、熱證、濕熱下注
帶下色白量多，淋漓不絕，清稀如涕	多屬寒濕下注
白帶中混有血液（稱為「赤白帶」）	多屬肝經鬱熱

望形體知健康

　　所謂望形體，包括身體的強弱胖瘦、體形特徵、軀幹四肢、皮肉筋骨等。人的形體組織內合五臟，故望形體可以測知內臟精氣的盛衰。內盛則外強，內衰則外弱。

　　正常人體形強壯，胖瘦適宜，各部組織勻稱，是健康的標誌，過於肥胖或過於消瘦都可能是病理狀態。觀察形體胖瘦時，應結合精神狀態、食欲食量等情況綜合判斷。

形體強壯者
多表現為骨骼粗大、胸廓寬厚、肌肉強健、皮膚潤澤，反映臟腑精氣充實。這類人即使生病，但正氣尚充盛，大多預後較佳。

形體衰弱者
多表現為骨骼細小、胸廓狹窄、形體消瘦、皮膚乾澀，反映臟腑精氣不足。這類人體弱易生病，若生病預後也較差。

不同形體的表現

肥而食少者
多表現為形盛氣虛、膚白無光澤、少氣乏力、精神不振。這類人通常有水濕不化且聚濕生痰的現象，故有「肥人多痰濕」之說。

瘦而食少者
多為脾胃虛弱者，表現為形體消瘦、皮膚乾燥不榮，常伴隨有兩顴發紅、潮熱盜汗、五心煩熱等症狀。大多有陰血不足、內有虛火之證，故有「瘦人多火」之說。

＊鴨溏，病名，大便泄瀉，清稀如水，狀如鴨屎之證。

聞診 /

聞診包括聞氣味和聽聲音，醫生透過嗅覺和聽覺，對患者所發出的聲音和體內排泄物所發出的各種氣味，進行診察並推斷疾病。

聞氣味

聞氣味主要是嗅出與疾病密切相關的味道，病人身體上散發出來的異常氣味，與全身或者局部病變有關。

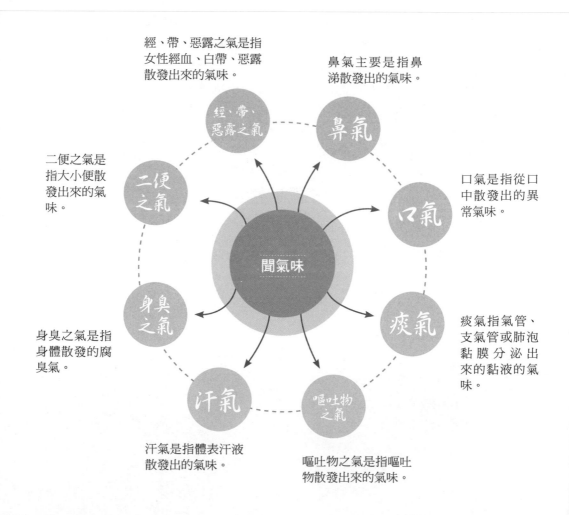

經、帶、惡露之氣是指女性經血、白帶、惡露散發出來的氣味。

鼻氣主要是指鼻涕散發出的氣味。

二便之氣是指大小便散發出來的氣味。

口氣是指從口中散發出的異常氣味。

身臭之氣是指身體散發的腐臭氣。

痰氣指氣管、支氣管或肺泡黏膜分泌出來的黏液的氣味。

汗氣是指體表汗液散發出的氣味。

嘔吐物之氣是指嘔吐物散發出來的氣味。

經、帶、惡露之氣　鼻氣　二便之氣　口氣　聞氣味　身臭之氣　痰氣　汗氣　嘔吐物之氣

氣味	臨床表現	證候分析
鼻氣	鼻流清涕，且沒有味道	多為外感風寒
	鼻出臭氣，不停地流黃稠濁涕	多為鼻淵
口氣	口有臭氣	多屬消化不良，或口腔不潔
	口出酸臭之氣並伴有食欲不振	內有宿食，多屬胃腸積滯
	口出臭穢之氣或酒氣	多屬胃熱或飲酒
痰氣	咳吐濁痰膿血，味腥臭	多為肺癰（編註：類似於西醫肺膿瘍、肺壞疽、化膿性肺炎等疾病），為熱毒熾盛所致
	咳痰黃稠味腥	多為痰熱壅肺所致，如支氣管擴張
	咳痰清稀，沒有異常氣味	多屬虛、寒證
嘔吐物之氣	嘔吐物清稀無臭味	多屬胃寒
	嘔吐物氣味酸臭穢濁	多屬胃熱
	嘔吐物中夾雜著未消化的食物殘渣，氣味酸腐	多為食積
汗氣	汗氣腥膻或刺鼻難聞	多見於風溫、濕溫、熱病、狐臭等病症
	汗氣臭穢	多見於瘟疫或暑熱火毒熾盛之證
身臭之氣	身體散發出腐臭氣味	應考慮身體有無潰腐瘡瘍
二便之氣	大便酸臭難聞	多為濕熱證
	大便溏泄，微有腥臭	多為脾胃虛寒
	大便泄瀉，或夾有未消化的食物，氣味酸臭	多為傷食
	小便黃赤混濁，腥臭味	多為膀胱濕熱
	小便量多色清，沒有臭味	多為虛寒證
	小便中散發著爛蘋果的氣味	可能是糖尿病

（承上頁）

氣味	臨床表現	證候分析
（女性）經、帶、惡露之氣	月經臭穢	多屬熱證
	月經味腥者	多屬寒證
	帶下黃赤而臭穢	多屬濕熱
	帶下清稀而略有腥氣	多屬寒濕下注
	產後惡露臭穢	多因濕熱或濕毒下注所致

聽聲音

聽聲音包括：聽語聲、聽語言、聽呼吸聲、聽咳嗽聲、聽其他聲音等，不僅可以診察與發音有關器官的病變，還可根據聲音，診察體內各臟腑的變化。一般新病、小病其聲多不變，而久病、苛疾其聲多有變化。

聽語聲

正常人的聲音多發聲自然，音調和暢，剛柔並濟。病變聲音則有以下幾種。

症狀表現	證候分析
語聲高亢洪亮，多言而躁動	多為實證、熱證
聲音常兼重濁	感受風、寒、濕諸邪
語聲低微無力，少言而沉靜	多為虛證、寒證或邪去正傷之證
沉默寡言	多為虛證、寒證
煩躁多言	多為實證、熱證
語聲低微，時斷時續	多為虛證

聽語言

聽語言主要是判斷病人語言的表達與應答能力有無異常，吐字是否清晰等。言為心聲，語言反映人的神智活動，語言的異常主要是心神的病變。

是指病人神志清醒而語言顛倒錯亂，言後自知說錯，不能自主。多為心氣不足，神失所養的虛證，或痰濕瘀血、氣滯阻礙心竅之實證。

是指情緒處於極度興奮狀態，精神錯亂，甚至失去理智而哭笑無常，狂妄叫罵不避親疏，登高而歌，棄衣而走。多因情志不遂、氣鬱化火、飲液成痰、痰火擾動心神所致，可見於狂病或傷寒蓄血證。

是指神志不清，語言重複，時斷時續，語聲低弱模糊。這是因為久病、重病，心氣衰竭，心神失養所致，多屬於虛證。

是指神志不清，胡言亂語，聲高有力，煩躁多言。多為邪熱、痰熱擾亂神明所致，屬實證、熱證。

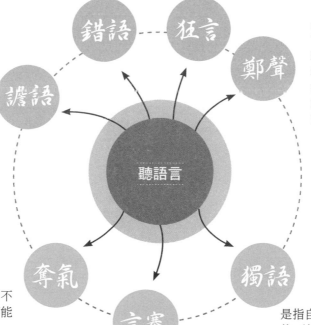

指語言低微，氣短不續，想要說話卻又不能說，表示宗氣虛衰。

是指自言自語，喃喃不休，首尾不續，一見到人就停止言語。多因氣血不足、心神失養，或氣鬱生痰、痰凝氣結、蒙蔽心竅所致，多見於憂鬱症。

指病人神志清醒，思維正常，但是說話不流利，吐字困難，含糊不清。多是中風的先兆或者是中風後遺症，常與舌強並見。由肝風夾痰阻絡，或痰瘀阻絡所致。

聽呼吸

哮

哮，是指呼吸急促，喉間有哮鳴音，多反覆發作，纏綿難癒，兼有氣喘。多因痰飲內伏，復感外邪，或久居濕地，或過食酸、鹹、生、冷所致。

喘

喘，是指呼吸困難、短促急迫，嚴重者還有張口抬肩、鼻翼煽動、不能平臥的症狀。喘有虛實之分：

實喘發病急驟，呼吸深長，氣粗聲高息湧，胸中脹滿，以呼出為快，多因肺有實熱，或痰飲內停所致。

虛喘病勢緩慢，時輕時重，喘聲低微，呼吸短促難續，以深吸為快，一動就加劇，多因肺腎虧虛、氣失攝納，或心陽氣虛所致。

短氣

短氣是以呼吸氣急而短，不相接續為特點，似喘而不抬肩，喉中無痰鳴聲。短氣有虛實之分：

虛證之短氣，伴有形瘦神疲，聲低息微，小便不利等症狀，多因體質衰弱或元氣虛損所致。

實證之短氣，常伴有呼吸聲粗，或胸部窒悶，或胸腹脹滿，四肢關節痛以及脈沉等症狀，多因痰飲、胃腸積滯或氣滯瘀阻所致。

少氣

少氣，又稱「氣微」，指呼吸短促低微，語聲微弱無力，氣少不足以息的症狀。諸虛勞損證，多因體質虛弱，或久病肺腎氣虛所致。

氣粗、氣微

氣粗、氣微指病人呼吸時鼻中氣息粗糙或微弱，氣息粗糙多屬實證，為外感六淫之邪或痰濁內盛，氣機不利所致。氣息微弱多屬虛證，為肺腎氣虛所致。

聽咳嗽聲

　　中醫將有聲無痰謂之「咳」，有痰無聲謂之「嗽」，有痰有聲謂之「咳嗽」。咳嗽多見於肺臟疾患，但也與其他臟腑病變有關。

症狀表現	證候分析
咳嗽無痰或痰量甚少（乾咳）	多見於燥邪犯肺、肺陰虛和肝火犯肺
咳而有聲，痰多易咯（濕咳）	多見於痰飲停肺和痰濕阻肺
咳聲重濁	多為細菌感染所致肺炎、支氣管炎
咳聲不揚、沉悶	多因邪熱犯肺、津液受灼、肺氣不利所致
咳聲輕清、低微氣怯	多因肺氣虛、聲帶水腫或麻痺所致
咳聲如犬吠，吸氣困難，喉部腫脹，常伴有聲啞的症狀	常見於白喉病，多因白喉桿菌感染所致
咳嗽短促，且非常小心	多見於各種原因所致的胸壁疼痛
驟發性、刺激性咳嗽	多因風寒、風熱或吸入刺激性氣體，以及氣管或支氣管有異物所致
陣發性咳嗽，痙攣性咳嗽，連聲不斷，伴有雞鳴聲、吸氣吼聲	多見於百日咳，由百日咳桿菌感染所致
早晨起床或夜間躺下時咳嗽加劇，繼而咳痰	多見於痰飲停肺、痰濕阻肺和肺癰
夜間咳嗽明顯	多見於鼻炎、胃食道逆流、心因性咳嗽、哮喘、慢性支氣管炎或慢性阻塞性肺病等疾病

聽其他聲音

每個人的聲音雖然有個體差異，但都具有發聲自然、聲調和暢、剛柔相濟、語言流暢、所言與意念相符的特點。但在病理情況下，就會出現語聲異常或出現本不該有的聲音。

鼻鼾

勞累後熟睡時打鼾不屬病態。鼻鼾作為疾病來看，大多因痰氣交阻、息道不暢所致，常見於中老年人、肥胖頸短及鼻咽部有疾患者。

驚呼

驚呼，指突然發出的驚叫聲。聲高尖銳、表情驚恐者，多因突受驚嚇或精神失常所致。另外，小兒高熱驚風，也常見陣發性驚叫。

呵欠

無論什麼時間都頻頻打呵欠，多為體虛，陰盛陽衰所致。另外，呵欠還可能與情緒有關，多見於肝鬱氣滯。如果是老年人頻繁打哈欠，有可能是中風的先兆。

太息

太息，是指情志抑鬱，自覺胸中憋悶時，不自覺發出嘆氣（如「唉……」）的聲音。太息後，自覺胸中舒適，多由情志不暢、肝鬱氣滯所致；也可見於心陽不足的患者。

噴嚏

噴嚏大多是感受風寒之邪或異物刺激所致，若打噴嚏者還伴有發熱惡寒、無汗、鼻塞、清涕不止，多為風寒表證，由風寒刺激鼻竅所致。

此外，呻吟、呃逆、噯氣、腸鳴等也是聞診時不可忽視的聽聲項目。

呻吟

指深吸氣之後，經半閉的聲門延長呼氣所發出的一種異音。人常因痛苦而發出的呻吟。呻吟也是小兒疾病危重時痛苦的一種表現形式，也常見於產後婦女。

呃逆

呃逆是打嗝的一種，是胃氣上逆，從咽部衝出，所發出的聲音。呃逆有分虛、實、寒、熱四種。一般呃聲高亢，音響有力的多屬實、屬熱；呃聲低沉，氣弱無力的多屬虛、屬寒。實證往往發病較急，多因寒邪直中脾胃或肝火犯胃所致。虛證多因脾腎陽衰或胃陰不足所致。正常人遇風寒，或進食過快，均可見暫時呃逆，人多能自癒。

噯氣

噯氣也是打嗝的一種，俗稱「打飽嗝」。飽食之後，偶有噯氣不屬病態。噯氣亦當分虛實。虛證噯氣，其聲多低弱無力。多因脾胃虛弱所致。實證噯氣，其聲多高亢有力，噯後腹滿得減。多為食滯胃脘，肝氣犯胃、寒邪客胃而致。

腸鳴

腸鳴又稱叫腹鳴，是指腸動有聲。若鳴響在胃部，是為中氣不足、胃腸虛寒；若腹中腸鳴如雷，多為風、寒、濕邪，以致腸胃運作紊亂所致；腹內有腸鳴聲，多為腹脹、胃腸功能傳導減弱所致。

問診 ✎

問診是指醫生透過詢問病人或陪診者，以了解病人的發病原因、發病症狀或是其他與疾病有關的情況，藉以了解病情全貌。

問一般情況

一般情況主要是詢問病人的姓名、性別、年齡、職業等，不同的性別與年齡段，都有其好發病症，尤其職業與工作環境有一定的關係，如長期在潮濕環境或從事水中作業者，易感濕邪；經常在高溫環境下勞作者，容易中暑；長期暴露在重金屬環境中的工作者，易患鉛中毒、汞中毒等。詢問患者的一般情況，有助醫者獲得更多與疾病相關的資訊。

問病史

問病史主要包括主訴和現病史兩個方面。

主訴：是指病人就診時最感痛苦或最困擾的症狀、體徵及持續時間。主訴往往是病人就診的主要原因，主訴症狀較多者，醫生要善於抓住其中的主要症狀，同時還要將引起主訴的原因、部位、性質、程度、時間，加重、緩解的因素，伴隨症狀等詢問清楚。

現病史：是指從起病到初次就診時疾病發生、發展、變化的全過程，以及對疾病診治的經過，主要包括四個方面。

1.詢問發病情況，主要是發病的環境和時間、發病原因或誘因，是否有傳染病接觸史，最初的症狀及性質、部位、持續時間等。

2.詢問病情的演變過程，就是從發病到就診這段時間內病情的發展變化情況。

3.詢問診治的過程，主要是詢問患者曾做過哪些診斷和治療。

4.詢問現在的症狀，這是問診的主要內容，也是診斷現階段疾病的主要依據。

問飲食

問飲食主要是詢問病人的食欲、食量、口味、口渴以及飲水等情況。

食欲與食量：食欲指對進食的要求和進食的感覺，食量也就是實際的進食量。脾胃或相關臟腑發生病變，常可引起食欲與進食的異常。了解食欲及食量，有助於判斷脾胃功能的強弱及疾病的預後轉歸。臨床常見有食欲減退、厭食、消穀善饑、饑不欲食、偏嗜食物等異常情況。

口味：是指口腔內異常的味覺或者氣味。口味異常，常是脾胃功能失常或其他臟腑病變的反映，如口甜、口苦、口鹹、口澀等。

口渴與飲水：口渴也就是口中乾而渴的感覺，一般情況下口渴與飲水呈正相關，口渴必飲水，微渴少飲，大渴多飲，還有口渴不欲飲者。口渴與否，是體內津液盛衰和輸布情況的反映。

問睡眠

睡眠異常主要有失眠和嗜睡兩種表現。

失眠：中醫稱「不寐」或「不得眠」，主要表現為夜間經常不易入睡；或睡而易醒，醒後很難入睡；或睡而不酣，時時驚醒，甚至徹夜不眠，常伴有多夢的症狀。失眠，是陽不入陰、神不守舍的病理表現。

嗜睡：是指精神困乏，睡意很濃，經常不由自主地入睡。嗜睡多見於陽虛陰盛、痰濕內盛體質者。

後世醫家將問診主要內容歸納為「十問」，編有十問歌，簡便易記。

十問歌

一問寒熱二問汗，三問頭身四問便，

五問飲食六胸腹，七聾八渴俱當辨，

九問舊病十問因，再兼服藥參機變，

婦女尤必問經期，遲速閉崩皆可見。

再添片語告兒科，天花麻疹全占驗。

問情志

　　詢問病人情志是否異常，有助於準確判斷以情緒異常為主要表現的疾病。常見的情志異常主要有以下幾項。

情志抑鬱

常表現為持續的情緒低落，鬱鬱寡歡，嚴重的悲觀絕望。多因肝鬱氣滯、阻閉心神所致，也與心、脾、腎功能失調有關。

情緒亢奮

指人過分的愉快、歡樂的病態喜悅。臨床上常以話多高昂為特點。多因肝鬱化火、痰火互結、內擾心神所致。

恐懼

指對某種客觀刺激產生的過度的恐懼反應。常表現為緊張、害怕，並伴有心悸等症狀。多見於心、膽氣虛等證。

焦慮

指經常沒有緣由地感覺憂慮不安，緊張恐懼，甚至坐臥不寧。多因氣血虧損、心神失養，或痰熱內擾、心神不安所致。

煩躁

指自覺心中煩熱難耐，手足躁擾不寧。多因邪熱、痰火或陰虛火旺、內擾心神所致。

　　除以上常見情志失常外，尚有易怒、悲傷（欲哭）等。

問二便

二便是指大便、小便，是為身體的代謝廢物。詢問二便可以判斷食物消化、水液代謝的情況，做為臨床診斷可靠的依據。

大便異常		
便次異常	少則便祕，多則泄瀉	
便質異常	便質乾燥或稀溏	
	完穀不化	大便中有未消化的食物
	溏結不稠	大便時乾時稀或先乾後稀
	出現膿血便及便血	大便中夾有膿血黏液
	肛門灼熱	排便時肛門有灼熱感
排便感異常	裡急後重	腹部疼痛，隨時都想要排大便，大便時肛門有重墜感
	排便不爽	排便不通暢，不爽快
	大便失禁	大便不能控制
小便異常		
尿次異常	小便頻數	病人排尿次數增多，時時想要小便
	小便癃閉	排尿困難，尿量減少，甚至小便閉塞不通
尿量異常	指尿量過多或過少，超過正常範圍	
排尿感異常	小便澀痛	排尿時自覺尿道灼熱疼痛
	餘瀝不盡	指小便之後仍有餘尿點滴不淨
	遺尿	指成人或 3 周歲以上小兒，在睡眠中經常不自主地排尿或咳嗽、大笑、跳動時小便自遺

切診

切診是中醫四診之一，包括脈診和觸診（又稱「按診」），是指醫生運用手和指端的感覺，對患者體表某些部位進行觸摸按壓的檢查方法。切診的檢查內容主要包括脈象的變化、胸腹的痞塊（腫塊）、皮膚的腫脹、手足的溫涼、疼痛的部位等。藉由切診後取得的病人情資與其他三診相互參照，方可得出更為準確的診斷。

脈診

脈診，是醫生用手指切按病人體表動脈（主要是橈動脈），探查脈象，以了解病情的一種診察方法，是中醫獨特的診病方法，也是辨證論治必不可少的客觀依據。

脈診的原理

心主血脈，心臟搏動將血液排入脈管（血管）形成脈搏。由此可見，心臟搏動是生命活動的象徵，也是形成脈象的動力。脈搏的頻率和節律都與心臟搏動的正常與否有關。《黃帝內經・素問・脈要精微論篇》曰：「夫脈者，血之府也。」脈管是氣血運行的通道，脈還具有約束、控制和推進血液沿著脈道運行的作用，是氣血周流不息，正常循行的重要條件。

當人體受到各種內外因素刺激時，必然影響到氣血的周流，脈搏隨之發生變化。醫者可以透過了解脈位的深淺，搏動的快慢、強弱（有力無力）、節律（齊否），脈的型態（大小）及血流的流利度等不同表現而測知臟腑、氣血的盛衰和邪正消長的情況，以及疾病的表裡、虛實、寒熱。

脈診的部位

脈診的部位歷來就有很多種，至今被人們廣泛熟知且常用的是寸口診法。寸口部位診的脈象叫寸口脈，即橈動脈腕後淺表部分，分為寸、關、尺三部分。雙手寸關尺的脈象，分別與不同的臟腑相關聯。

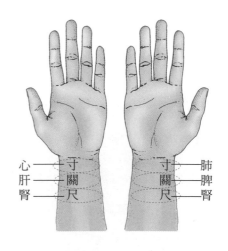

心 —— 寸　　　寸 —— 肺
肝 —— 關　　　關 —— 脾
腎 —— 尺　　　尺 —— 腎

Q 診脈的指法有幾種？
分別是什麼？

診脈時，正確的指法可以獲取比較豐富的脈象資訊。切成人的脈象，以三指定位，三指呈弓形斜按在同一水準，以指腹按觸脈體，先用中指按壓高骨（橈骨莖突）部位的橈動脈定「關」，以食指在關前（遠心端）定「寸」，無名指在關後（近心端）定「尺」。

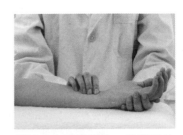

脈診是中醫辨證的一個重要依據，是中醫獨特的診法。診脈的操作手法，可結合使用，但不能相混。

舉法

指手指輕地按在寸口脈搏跳動部位以體察脈象，又稱「浮取」或「輕取」。

按法

指手指用力較重，甚至按到筋骨以體察脈象，又稱為「沉取」。按法又分為單按法和總按法。

單按法：用一個手指診察一部脈象的方法。主要用於分別了解寸、關、尺各部脈象的位、次、形、勢等變化特徵。

總按法：三指同時用大小相等的指力診脈的方法。從總體上辨別寸、關、尺三部和左右兩手脈象的型態、脈位、脈力等。

尋法

尋即尋找的意思，指醫者手指用力不輕不重，按至肌肉，並調節適當指力，或左右推尋，以細細體察脈象。

循法

指用指目沿著脈道的軸上下移動來取脈，主要是體察脈搏的長短。

切脈時的注意事項

切脈時首先要全神貫注，細心冷靜，防止主觀臆測。其次，還要注意患者性別、年齡，以及內外環境的改變對患者脈象的影響，如女性脈較男性脈細弱，且月經期常見左手關、尺脈變洪；小兒脈多數；老人脈較硬；夏天脈較洪大；冬天脈較沉小；酒後脈多數；飯後脈較有力；運動後脈常洪數；運動員脈多遲緩等。

此外，有些人因橈動脈解剖位置的差異，脈不見於寸口部而在拇指腕側處，叫作反關脈。所以，臨床診脈時，還要注意是否存在反關脈。

正常脈象

正常脈象也稱平脈、常脈，是指正常人在生理條件下出現的脈象，既具有基本的特點，又有一定的變化規律和範圍，並非固定不變。正常脈搏的形象特徵是：寸、關、尺三部皆有脈，不浮不沉，不快不慢，一息四到五至（編註：息為醫生的呼吸次數，呼與吸一次為「一息」。）若平均呼吸次數為 16 ～ 18 次，一息四至五次，相當於每分鐘 70 ～ 90 次（成年人）。脈象應不大不小，從容和緩，節律一致，尺部沉取有一定的力量，並隨生理活動、氣候、季節和環境等的不同而有相應變化。

古人將正常脈象的特點概括為「有胃」、「有神」、「有根」。

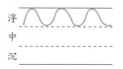

脈有胃、有神、有根示意圖

有胃

脈之胃氣，反映脾胃運化功能的盛衰、營養狀況的優劣和能量的儲備狀況。脈有胃氣的表現是指下有從容、徐和、軟滑的感覺。脈象不浮不沉，不疾不徐，來去從容，節律一致。

有神

脈象有神，表現為應指柔和有力，節律整齊。即使微弱之脈，但未至於散亂而完全無力；弦實之脈，仍帶柔和之象，皆屬脈有神氣。反之，脈來散亂，時大時小，時急時徐，時斷時續，或弦實過硬，或微弱欲無，都是無神的脈象。

有神

脈之有根無根主要說明腎氣的盛衰，表現為尺脈有力、沉取不絕兩方面。因為尺脈候腎，沉取候腎，尺脈沉取應指有力，就是有根的脈象。

常見的疾病脈象

自晉代王叔和《脈經》開始，至明代李中梓《診家正眼》，醫家慢慢總結出了 28 種常見病脈，包含浮、沉、遲、數、洪、細、虛、實、滑、澀、弦、緊、結、代、促、長、短、緩、濡、弱、微、散、芤、伏、牢、革、動、疾等。現代診脈，基本都是以這 28 種脈象為基準。

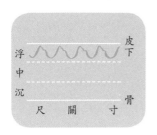

浮脈

脈象特徵：輕取即得，重按時稍減但不空，舉之有餘、按之不足。

臨床意義：多見於表證。浮而有力為表實；浮而無力為表虛。若內傷久病出現浮脈為危證。

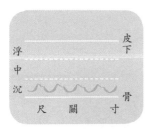

沉脈

脈象特徵：脈位較深，輕取不應，重按始得，舉之不足，按之有餘，如水沉石。

臨床意義：多見於裡證。沉而有力為裡實，沉而無力為裡虛。

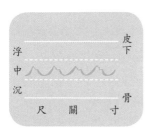

遲脈

脈象特徵：脈來緩慢，一息脈動不足四至（每分鐘 60 次以下）。

臨床意義：多見於寒證。遲而有力為寒實，遲而無力為虛寒。亦主邪熱內結，但其脈必遲而有力。

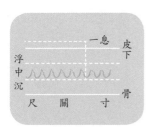

數脈

脈象特徵：脈來急促，一息五以上未滿七至（每分鐘約 90 ～ 120 次）

臨床意義：多見於熱證。數而有力為實熱；陰虛內熱、虛陽外浮者，大多脈數而無力。

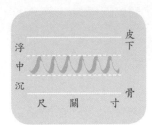

洪脈

　　脈象特徵：脈形寬大，充實有力，來盛去衰，有如潮水洶湧。

　　臨床意義：多見於外感熱病之中期，此時邪熱亢盛，且正氣未上未衰敗，邪正交爭劇烈，氣盛血湧，以致脈象浮大而有力。

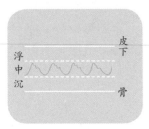

細脈

　　脈象特徵：脈細如絲線，但應指明顯，按之不絕。

　　臨床意義：多見於氣血兩虛（脈細小無力）或濕邪為病（脈細小而緩）。

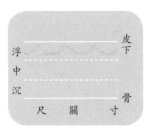

虛脈

　　脈象特徵：寸關尺三部脈搏動無力，按之空虛。

　　臨床意義：多見於各種虛證，尤其氣血兩虛證。血虛者，多脈細無力：陰虛者，多脈數而無力；陽虛者，多脈遲而無力。

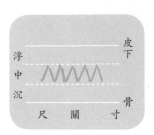

實脈

　　脈象特徵：寸關尺三部脈搏動充實有力，脈來去皆盛，浮、中、沉三候均有力。

　　臨床意義：多見於實證，亦可見於正常人。若久病虛證見實脈，多為邪氣盛正氣虛，脈與證相反，故難治。

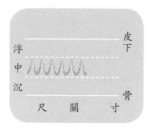

滑脈

脈象特徵：脈形往來流利，應指圓滑，有如圓珠在盤中滾動。

臨床意義：多見於痰濕、實熱和食積等病症。若婦女見滑脈且月經中止，多為妊娠之徵。

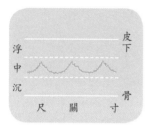

澀脈

脈象特徵：脈形細而遲緩，往來艱難不順暢，有如輕刀刮竹般。脈動緩而不均，脈力大小不勻。

臨床意義：多見於氣滯、血瘀和精傷、血少者。脈澀而有力為實證，脈澀而無力為虛證。

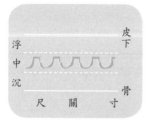

弦脈

脈象特徵：脈形端直而細長，如按琴弦（輕症）或弓弦（重症）。

臨床意義：多見於肝膽疾病，或疼痛、痰飲、胃氣衰敗者。

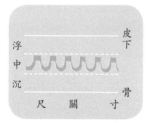

緊脈

脈象特徵：脈形繃緊彈指，有如按在一條撐緊的繩子，應指感比弦脈更有力。

臨床意義：多見於寒證、疼痛和食積等病症。

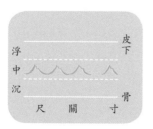

結脈

脈象特徵：脈來遲緩，脈律不齊，時有中止，止無定數。

臨床意義：多見於陰盛氣結、寒痰血瘀，大多結而有力；亦可見於久病氣血虛衰者，尤其心氣、心陽虛衰所致，脈多結而無力。

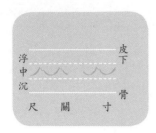

代脈

脈象特徵：脈來一止，歇止有定數且持續時間較長。（註：需與「促脈」做比較。）

臨床意義：多見於臟氣衰弱、元氣不足者，脈代且無力；若疼痛、驚恐或跌倒損傷者見代脈，多為暫時性的血脈運行不暢所致，此時代脈多應指有力。

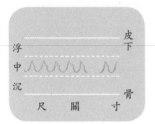

促脈

脈象特徵：脈來數而時有一止，歇止不規律。

臨床意義：多見於陽盛實熱、氣血痰食阻滯，此為邪氣內擾、臟器失常，故脈促而有力；若為臟器衰敗而見促脈，必促而無力。

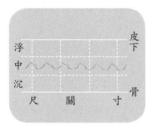

長脈

脈象特徵：脈管搏動的範圍長，超過寸關尺三部，如循長竿。

臨床意義：多見於陽證、實證和熱證。正常人見長脈，表示氣血旺盛、精氣充足。

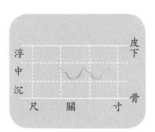

短脈

脈象特徵：脈管搏動的範圍短小，通常只顯現於關部，寸部、尺部不明顯。

臨床意義：多見於氣虛（短而無力）或氣鬱（短而有力）病症。

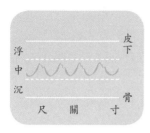

緩脈

　　脈象特徵：脈動不疾不徐，從容和緩，稍慢於正常脈而快於遲脈，大約一息四至（約每分鐘60～70次）。

　　臨床意義：可見於正常人，亦可見於脾胃虛弱或為濕邪困阻者。

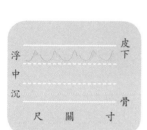

濡脈

　　脈象特徵：浮細且軟而無力，輕取即得，重按則無，因此又稱「軟脈」。

　　臨床意義：多見於精血虛、陽氣虧虛之虛證，以及濕困脾胃者。

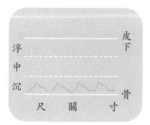

弱脈

　　脈象特徵：脈沉於皮肉之下近於筋骨處，脈形細軟而無力。

　　臨床意義：多見於陽氣虛衰、氣血俱虛者。

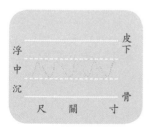

微脈

　　脈象特徵：脈形極細極軟，輕取不見，重按起落不明顯，若有若無。

　　臨床意義：多見於氣血大虛，陽氣衰敗者。若新生之病見微脈，多為陽氣爆脫所致；久病見微脈，則為正氣將絕之徵兆。

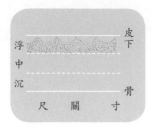

散脈

脈象特徵：浮亂而無根，散而不聚，輕取時脈象散亂，中候漸空，重按則絕。常伴有脈動不規則、時快時慢等現象。

臨床意義：多見於氣血虛衰、元氣耗散，尤其心腎之氣將絕之危重症階段。

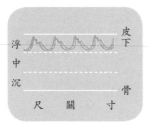

芤脈

脈象特徵：浮大而中空，如按蔥管，按之中央空虛，兩邊充實。

臨床意義：多見於大出血，或是嚴重吐瀉、脫水致使津液大傷者。

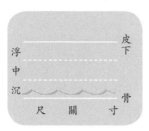

伏脈

脈象特徵：脈位深近骨處，隱伏於筋之下，需重按推筋著骨始得。

臨床意義：多見於實邪內伏、氣血阻滯所致之氣閉、熱閉、寒閉、痛閉等病症。

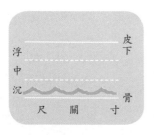

牢脈

脈象特徵：脈沉而實大弦長，輕取中取均不應，沉取始得，堅著不移。為沉、弦、大、實、長脈之複合脈。

臨床意義：多見於陰寒內盛，或疝氣、癥瘕積聚之實證。

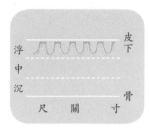

革脈

　　脈象特徵：浮而搏指，中空外堅，脈管搏動範圍較大且硬，如按鼓皮。

　　臨床意義：多見於因精氣耗傷，脈管不充、正氣不固之症，如亡血、男性失精、女性半產（小產）或崩漏等症。

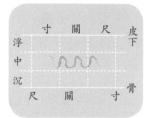

動脈

　　脈象特徵：多見於關部，脈來流利、頻數而搏動有力，如豆粒動搖。具有短、滑、數脈之特點。

　　臨床意義：多見於因為驚恐、疼痛所致之陰陽相搏、氣血運行紊亂者。

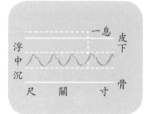

疾脈

　　脈象特徵：脈來急速，一息七至八至（約每分鐘 120 次以上）。（註：3 歲以下幼兒脈動一息七至以上為平脈，屬正常脈，不做病脈論。）

　　臨床意義：多見於陽極陰竭，元氣欲脫者。

觸診

觸診是指醫生對病人肌膚、四肢、胸腹等病變部位進行觸摸按壓，分辨其溫、涼、潤、燥、軟、硬、腫脹、包塊及病人對按壓的反應，如疼痛、喜按、拒按等，以推斷疾病的部位和性質。

皮膚觸診

主要是指辨別皮膚溫涼、潤燥及腫脹等。皮膚的溫涼，可以反映體溫的高低，但需注意熱邪內閉時，胸腹灼熱而四肢、額部不甚熱，甚至皮膚欠溫。皮膚的潤燥，可以反映有汗、無汗和津液是否耗傷，如皮膚濕潤，多屬津液未傷；皮膚乾燥而皺縮，是傷津脫液，氣陰大傷；久病皮膚十分乾燥，觸之刺手，稱為「肌膚甲錯」，多為陰血不足、瘀血內結所致；皮膚按之凹陷成坑，不能即起的是水腫；皮膚臃腫，按之應手而起者，為氣腫、虛胖。

四肢觸診

表現	診斷
四肢欠溫	陽虛
四肢厥冷	亡陽或熱邪內閉
身發熱而指尖獨冷	亡陽虛脫或熱閉痙厥的先兆
手足心熱	陰虛發熱的一種表現

虛里觸診

「虛里」，即心尖搏動處，在胸部左乳下第 4、5 肋間，內藏心臟，為諸脈之本。按之應手，動而不緊，不緩不急，一息四到五至，是宗氣積於胸中，為無病之徵；其動微而不顯的，為宗氣內虛；若動而應衣，為宗氣外泄之象；若動甚僅是一時性的，不久即復原，則多見於驚恐或大醉後。

一般情況下，胖人虛里跳動較弱，瘦人虛里跳動較強，不表示病態。按心下，即按胸骨以下部分的軟硬、有無壓痛，心下按之硬而痛的，是結胸，屬實證；按之濡軟而不痛的，多是痞證*，屬虛證。

腹部觸診

表現	診斷
病變在脘腹（中上腹）	屬胃
病變在兩脇下（左右側腹）	屬肝膽
病變在臍周圍	屬胃或大小腸
病變在小腹	屬肝、膀胱或腎
按壓後疼痛減輕的（喜按）	多屬虛痛
按壓後疼痛加劇的（拒按）	多屬實痛、熱痛
腹部有塊狀物，按之軟，甚至能散的	稱為瘕或聚，多屬氣滯
部位固定，按之較堅，不能消失的	稱為癥積，多因瘀血、痰、水等實邪結聚而成

按腧穴

　　臟腑病變可以在相應的體表穴位出現反應，透過在經絡腧穴上進行觸診，發現結節、條索狀物、痛點或反應過敏點，可以作為某些疾病的輔助診斷。例如，肝炎病人在期門穴和肝俞穴可能有壓痛感，膽囊疾病患者在膽俞穴可能有壓痛感，胃及十二指腸潰瘍患者在足三里穴可能有壓痛感，急性闌尾炎患者在闌尾穴（足三里穴下一寸）有明顯壓痛。

四診合參 ✎

　　望、聞、問、切四診是醫者從不同的角度檢查病情和收集臨床資料的方法，各有其獨特的臨床意義。四診之間相互聯繫、相互補充，臨床運用時，須要綜合分析評估，即所謂的「四診合參」。這樣才能全面了解病情，為辨證提供充足、可靠的依據，做出正確的診斷並理出最恰當的治療方案。

---

* 痞證，又稱痞滿。是脾胃功能失調導致的胃脘滿悶不舒。

第8課 八綱辨證

透過四診，掌握了人體的辨證資料之後，根據病位的深淺、病邪的性質、人體正氣的強弱等等，多方進行綜合分析，可歸納出八類不同的證候，稱為「八綱辨證」。八綱，即陰、陽、表、裡、寒、熱、虛、實，是分析疾病共性的辨證方法，是中醫辨證的總綱。

泛指病位在身體深層，病邪深入侵犯臟腑、氣血、骨髓所表現的證候。裡證多見於外感病的中後期，具有發病較慢、病位較深、病情較重的特點。

指慢性久病，正氣虛衰，機體氣、血、陰、陽、津液、精髓等正氣虧虛，以衰退、不足、鬆弛為特點的證候，稱為虛證。

指機體感受寒邪，引起陰氣偏盛而陽氣受傷，此為虛寒；或機體陽虛陰盛而陰寒內盛所產生的證候，此為實寒。

凡是具有沉靜、抑制、衰退、晦暗等表現，或症狀表現於內、向下的，不易發現的，或病邪性質為陰致病，病情變化發展較慢的，均為陰證。裡證、虛證、寒證均屬於陰證的範圍。

辨證的總綱

陰 陽

互為因果

裡證 — 虛證 寒證

陰證

實證 熱證 — 表證 陽證

機體感受外邪，正邪相爭，或在疾病發展過程中陰陽、氣血失調，機體病理產物積滯，以邪氣盛實、正氣未衰為基本病機，以有餘、結實、亢盛為特徵的證候，稱為實證。

凡具有興奮、亢進、躁動、明亮等表現，症狀表現於外、向上、容易發現的，或病邪性質為陽邪致病，病情變化較快的，均為陽證。表證、熱證、實證均屬於陽證範圍。

指機體感受陽熱邪氣，或機體陰虛陽亢所致的證候。根據陽盛或陰虛而論，有實熱證和虛熱證之別；根據病位淺深，有表熱證和裡熱證之分。

指六淫等外邪經皮毛、口鼻侵入機體，正氣抗邪於肌表淺層，以惡寒發熱為主要表現的證候。表證多見於外感病的初期階段，有起病急、病位淺、病程短的特徵。

陰證辨證　✎

　　陰證是機體陽氣虧虛、功能衰退的病理反映。陰主寒，主靜，所以陰證多表現出神氣不足和虛寒的徵象。

症狀表現： 面色虛白或暗淡，身重蜷臥，畏寒肢冷，精神萎靡，嗜睡，倦怠乏力，語聲低怯，少氣懶言，呼吸緩微，口淡不渴喜熱飲，自汗，痰、涕、涎清稀，大便稀薄，小便清長，舌淡胖嫩、苔白滑，脈沉細、弱、微。

證候分析： 陽氣虧虛，神失溫養，導致精神萎靡，甚則嗜睡；陽虛無力運血上榮，面部津液不化，導致面色虛白或暗淡；陽氣虧虛，功能衰減，導致氣短乏力，語聲低怯而倦息；形體失於溫煦，導致畏寒肢冷；陽虛寒盛，津液未傷，導致口淡不渴；若陽氣虛，不能化津上承於口，導致口不渴喜熱飲而量不多；陽虛失於溫運、固攝，導致自汗出、小便清長、大便溏泄；舌淡胖嫩、苔白滑潤，脈弱或沉遲無力，是陽氣虧虛的徵象。

陽證辨證　✎

　　陽證是邪熱內盛，機體功能活動亢奮的病理反映。陽主動、主熱，所以臨床上多表現出躁動、身熱面赤、心煩等症狀。

症狀表現： 發熱，或壯熱，喜冷，面紅目赤，心煩躁擾，語聲高亢，呼吸快而粗，喘促痰鳴，涕黃稠，口渴喜冷飲，大便祕結或熱結旁流，小便短赤澀痛，舌紅絳或點刺、苔黃燥，脈實、洪、數、浮、滑。

證候分析： 陽熱內盛，擾亂心神，導致心煩，躁動不安；邪熱內盛，蒸騰於外，導致身熱喜冷；火熱上炎，氣血沸湧，面部脈絡充盈，導致面紅目赤；熱盛傷津，導致口渴喜冷飲，尿赤，便祕；陽盛，功能亢奮，導致聲高氣粗；舌紅苔黃燥，脈洪數有力是邪熱熾盛的徵象。

表證辨證　✎

　　表證是指感受六淫或疫癘等邪氣，發病初期，正氣與邪氣交爭於肌膚表淺，以發熱、惡寒、舌苔薄白、脈浮為主證，可兼見頭痛、鼻塞流涕、咳嗽等。由於病邪及體質強弱的不同，表證又可分為表寒證、表熱證、表虛證和表實證。

表寒證：多是由於外感風寒，病邪侵襲肌表而出現的證候，臨床表現以惡寒重而發熱輕、舌苔薄白、脈浮緊為特點。

表熱證：多由於外感風熱，病邪侵犯肌表而出現的證候，臨床特點為發熱重而惡寒輕、舌邊尖紅、脈浮數。

表虛證：是衛外陽氣不固，腠理不密，易被外邪侵襲而出現的證候，臨床表現除有表證症狀外，以自汗或汗出惡風、脈浮緩為特徵。

表實證：是外邪侵入機體，陽氣集於肌表，邪正相爭，腠理密閉而出現的證候，臨床表現除表證症狀外，以惡寒、無汗、浮緊為特徵。

裡證辨證　✎

　　裡證是指病變部位在內，影響臟腑、氣血、骨髓而呈現之證候。裡證的形成有三種情況：一是表證不解，病邪內傳入裡；二是外邪直接侵犯臟腑；三是因為情志內傷、勞累過度、飲食不當引起臟腑氣血功能失調所致。裡證又可分為裡寒證、裡熱證、裡虛證和裡實證。

裡寒證：多因陽氣不足，或外寒入裡所致。症見面色蒼白、形寒肢冷、口不渴或渴喜熱飲、腹痛喜溫、小便清長、大便溏薄或清稀、舌淡苔白、脈遲。

裡熱證：多因外邪入裡化熱，或熱邪直中臟腑致使裡熱熾盛所致。症見面紅身熱、煩躁、渴喜冷飲、小便短赤、大便祕結、苔黃舌紅、脈數。

裡虛證：裡虛證分為虛寒證和虛熱證。虛寒證多見畏寒肢冷、少氣乏力、精神不振等；虛熱證症狀為形體消瘦、潮熱盜汗、五心煩熱等。

裡實證：裡實證分為實寒證和實熱證兩種。實寒證症狀為畏寒喜暖、面色蒼白、四肢欠溫、脈遲或緊；實熱證症狀為壯熱喜涼、口渴飲冷、面紅耳赤、煩躁、大便祕結、小便短赤、舌紅苔黃、脈洪滑數實。

寒證辨證 ✎

　　寒證是指感受寒邪，或陽虛陰盛，以冷、涼為特點，包括表寒證、裡寒證、實寒證、虛寒證。常見症狀有惡寒、喜暖惡涼、面色蒼白、手足冰冷、大便稀溏、小便清長、舌質淺淡或青紫、脈緊或遲等。

實寒證：多因機體感受寒邪，或過食生冷寒涼，起病急驟。以畏寒喜暖熱、面色蒼白、四肢欠溫、腸鳴腹瀉、痰鳴喘嗽、口淡多涎為主要症狀。

- -

虛寒證：是陽氣不足，陰寒內盛，不能溫養臟腑而出現的證候，以精神不振、畏寒肢冷、腹痛喜按、小便清長、大便稀薄、舌淡苔白、脈沉遲等為主要症狀。

- -

表寒證：多因寒邪客於表而起，以惡寒重、發熱輕、無汗、脈浮而緊為主要症狀。

- -

裡寒證：裡寒證是指寒邪直中臟腑經絡、陰寒內盛或陽氣虛衰所表現的證候。多因外感寒邪、久病傷陽、過食生冷寒涼所致。

- -

熱證辨證 ✎

　　熱證是指感受熱邪，或臟腑陽氣亢盛，或陰虛陽亢，以溫、熱為特點。常見症狀有發熱、惡熱喜冷、口渴喜冷飲、面紅目赤、煩躁不寧、五心煩熱、潮熱盜汗、痰涕黃稠、大便乾結、小便短赤，甚或吐血、衄血、舌紅苔黃而乾、脈數等。

實熱證：多因外感火熱邪氣，或體內陽熱之氣過盛，或過食辛辣溫熱之品、食積化熱等原因所致，一般病勢急驟，形體壯實，以發熱、面紅目赤、口渴喜冷飲、舌紅苔黃、排出物稠濁、脈數為主要特徵。

- -

虛熱證：多因房事勞傷，或內傷久病、陰液耗損、虛熱內生等原因所致。以心煩不眠、口燥咽乾、潮熱盜汗、大便祕結、舌紅、脈細數等為主要特徵。

- -

表熱證：因感受風熱陽邪所致的表證。以發熱惡風、頭痛、口渴咽痛、咳嗽痰黃、舌苔薄白或微黃、脈浮數為主要特徵。

- -

裡熱證：多因病邪內傳或臟腑積熱所致。以身熱汗多、渴欲引飲、心煩口苦、小便短赤刺痛、舌紅苔黃、脈洪數或弦數為主要特徵。

- -

虛證辨證 ✎

　　虛證形成的原因分為先天與後天，先天不足，即一出生腎精、腎氣就虧虛；後天因素包括飲食不調、營血生化之源不足；或內傷臟腑氣血致脾虛、氣血化生不足；房事不節、勞倦過度，耗傷腎陰腎陽；久病不癒、失治誤治、損傷正氣等，均可形成虛證。

陽虛證：以面色淡白或萎黃、精神萎靡、倦怠乏力、氣短自汗、形寒肢冷、大便稀溏或滑脫、小便清長或失禁、舌質淡嫩、脈沉遲無力為主要特徵。

陰虛證：以形體消瘦、顴紅、五心煩熱、潮熱盜汗、心悸失眠、舌紅少苔或無苔、脈細數無力為主要特徵。

氣虛證：以面色無華、精神萎靡、倦怠乏力、少氣懶言、氣短自汗、形寒肢冷、大便溏泄或滑脫、小便清長為主要特徵。

血虛證：以容易出現眩暈、面白或面色萎黃為常見表現。

實證辨證 ✎

　　實證產生的原因，主要有三個方面：一是外邪侵入人體，正氣未衰，正邪相爭，形成病勢較為亢奮、急迫的外感實證；二是五志化火；三是臟腑功能失調氣化失司，氣機阻滯，產生瘀血、痰飲、水濕、結石、宿食等病理產物，壅聚停積於體內，逐漸形成內傷實證。

症狀表現：發熱煩躁，嚴重者神昏譫語，胸悶，痰涎壅盛，呼吸氣粗，咳嗽喘滿，疼痛而拒按，大便祕結，腹部脹，熱痢下重，小便不利，淋瀝澀痛，舌質堅斂蒼老、舌若厚膩，脈實等。

第 9 課　臟腑辨證

臟腑辨證，是根據臟腑的生理功能、病理表現，對疾病證候進行歸納，藉以推究病機，判斷病變的部位、性質、正邪盛衰情況的一種辨證方法，是臨床各科的診斷基礎，是辨證體系中的重要組成部分。

臟腑辨證的意義和方法

臟腑辨證在於能夠較為準確地辨明病變的部位。由於每一個臟腑有獨特的生理功能、病理表現和證候特徵，有利於對病位的判斷，並能與病性結合，形成完整的證候診斷。所以，臟腑辨證是各科辨證的基礎，具有廣泛的適用性，尤其適用於對內科、婦科、兒科等疾病的辨證。

臟腑辨證的基本方法，首先是辨明臟腑病位，包括臟病辨證、腑病辨證及臟腑兼病辨證。其次是辨清病性，包含陰、陽、氣、血、寒、熱等。臟腑辨證與病性辨證之間相互交織，必須互相參照才能得出正確診斷，為治療方案提供確實的依據。

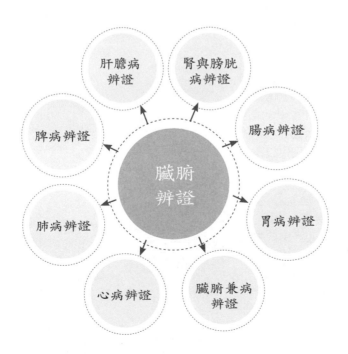

心病辨證 ✎

　　心的病變主要表現在兩方面：一是心臟本身及其主血脈功能的失常，二是心神的意識、思維等精神活動的異常。心病證候有虛實之分，虛證多因先天不足，臟氣虛弱，或過度勞神，或久病傷心臟；實證多因痰濁、實火、寒凝或氣滯血瘀所致。

證候	定義	臨床表現	辨證要點
心氣虛	心氣虛是指心氣不足，鼓動無力，大多由於身體虛弱，久病失養，或年老、臟氣虛衰、過度疲勞等原因引起。	心悸、氣短、胸悶、自汗，精神疲倦，活動時加重，面色淡白，舌質淡紅、苔薄白，脈虛	心悸、神疲等症狀與氣虛證共見
心陽虛	心陽虛是指心陽虛衰，溫運無力，致使虛寒內生，大多由心氣虛發展而來，或是其他臟腑病症波及心陽所致。	心悸怔忡，氣短，自汗，形寒肢冷，胸悶氣喘，舌淡紫或淡胖，脈弱或結代；或見肢體浮腫，嚴重者可見大汗淋漓，四肢厥冷，脈微欲絕，神志恍惚	心悸怔忡、心胸悶等症狀與陽虛證共見
心血虛	心血虛是指心血不足，致使心與心神失養，大多過度傷神，或失血過度、久病傷及營血，或脾胃功能低下，血液生成不足所致。	心悸，眩暈，健忘，失眠多夢，面色無華，口唇色淡，脈細弱	心悸、失眠等症狀與血虛證共見
心陰虛	心陰虛是指陰液虧虛，致使心與心神失養，大多由於熱病傷耗陰津，或勞神太過，或肝腎功能不足，拖累心陰所致。	心悸，心煩，失眠多夢，潮熱盜汗，五心煩熱，舌紅少津，脈細而數	心悸、心煩、失眠等症狀與陰虛證共見

證候	定義	臨床表現	辨證要點
心火亢盛	心火亢盛是指火熱之邪侵入，擾亂心神或迫血妄行，大多由於情志抑鬱化火，或過食辛辣刺激食物、溫補之品所致。	心煩，失眠，面赤，身熱，口渴，尿黃，便乾，舌尖紅、苔黃，脈數，嚴重者可見神志不清，狂躁譫語	心煩、口舌生瘡等症狀與實火證共見
痰蒙心神	痰蒙心神是指痰濁蒙蔽心神，因而影響神識、情志，大多因濕濁遏阻氣機，或情志不遂，氣鬱而生痰濁。	失眠多夢，心神不安，精神呆癡，表情淡漠，語無倫次，哭笑無常；或舉止狂躁，語言不暢，突然昏僕，不省人事，喉有痰鳴音，舌質紅、苔黃膩，脈滑數	神志錯亂、抑鬱、昏迷等症狀與痰濁證共見
痰火擾心	痰火擾心是指痰濁與火熱結合，擾亂心神，大多由於精神刺激，氣鬱化火，或是外感溫熱之邪、濕熱之邪所致。	心煩，面紅目赤，痰黃稠，喉中痰鳴，語無倫次，哭笑無常，狂躁不安，舌質厚、苔黃膩，脈滑數	神志狂躁、心神不寧等症狀與痰熱證共見
心脈痹阻	心脈痹阻是指瘀血、痰濁、陰寒、氣滯等病因，致使心脈阻塞，可能由於正氣不足、心陽虛所致，屬於本虛標實之證。	心悸，氣短，陣發性心痛，刺痛如絞，疼痛常牽引肩背內臂，時發時止，舌質暗紅，有瘀斑、瘀點，脈細澀或結代，甚者可見唇色紫青、苔少、神昏、脈微欲絕	心悸、胸悶、胸痛等症狀與瘀血證共見

肺病辨證

肺臟的病變主要反映在肺系，以及肺主呼吸、宣散功能、通調水道，以及衛外功能失常等處。證候分為虛實兩類，虛證多因久病咳喘，或其他臟腑病累及肺臟；實證多因風、寒、燥、熱等邪氣侵襲，或痰飲停聚於肺所致。

肺氣虛

肺氣虛是指肺氣虛弱，呼吸無力，大多由於肺部久病，耗傷肺氣；或脾胃功能低下，氣血生化不足，肺失充養所致。

臨床表現：咳嗽無力，神疲少氣，動則尤甚，痰液清稀，面色淡白，聲音低怯，形寒肢冷，容易感冒，舌質淡、苔白，脈虛或浮而無力。

辨證要點：咳喘無力、氣短而喘、自汗與氣虛證共見。

肺陰虛

肺陰虛是肺陰不足，失於滋潤，虛熱內生，或肺失清肅，致使氣上逆。多因燥熱傷肺，或過汗傷津液，或久病、年老體弱，或過食辛辣燥熱之品所致。

臨床表現：乾咳無痰，或痰少而稠不易咳出，有時痰中帶血絲，盜汗，顴紅，手足心熱；或聲音嘶啞，口乾咽燥，舌紅少津，脈細數。

辨證要點：乾咳、少痰等症狀與陰虛證共見。

風寒犯肺

風寒犯肺是指風寒侵襲肺衛，致使肺氣失於宣降。

臨床表現：咳嗽氣喘，惡寒發熱，頭身痛楚，無汗，鼻塞，流清涕，痰多清稀，苔薄白，脈浮緊。

辨證要點：咳嗽、痰清稀色白等症狀與風寒表證共見。

風熱犯肺

風熱犯肺是指風熱之邪侵犯肺系，致使肺衛失宣。

臨床表現：咳嗽，痰少且稠色黃，鼻塞、流黃濁涕，身熱，微惡風寒，口乾咽痛，舌尖紅、苔薄黃，脈浮數。

辨證要點：咳嗽、痰少色黃等症狀與風熱表證共見。

痰熱壅肺

　　痰痰熱壅肺是外邪犯肺、鬱而化熱、熱傷肺津、煉液成痰，或有宿痰、復感風熱所致之證候。

臨床表現：咳嗽，咯黃稠痰且量多，胸膈滿悶，氣喘息粗，甚至有鼻翼煽動，喉中痰鳴聲，或痰中帶血，胸脇作痛，發熱口渴，大便祕結，小便短黃，舌紅、苔黃膩，脈滑數。

辨證要點：咳喘及痰熱交結證共見。

熱邪壅肺

　　熱邪壅肺是熱邪入裡或風寒之邪入裡化熱，熱邪內壅於肺，致使肺之清肅功能失常。

臨床表現：咳嗽，發熱口渴，氣粗而喘，鼻息灼熱，咽喉腫痛，胸痛，大便乾結，小便短赤，舌紅苔黃，脈洪數。

辨證要點：咳喘、氣粗、鼻翼煽動等症狀與實熱證共見。（編註：需與痰熱壅肺鑑別，熱邪壅肺證痰較少，甚至無痰。）

燥邪犯肺

　　燥邪犯肺是指肺部感受燥邪，肺衛失宣。多因身處乾燥環境，或因風溫之邪，化燥傷津及肺所致。

臨床表現：乾咳，無痰或痰少而黏、不易咳出，甚則胸痛，咳血，或見鼻衄，口唇、鼻咽乾燥，大便乾結，尿少，舌苔薄而乾燥，脈浮數或浮緊。

辨證要點：乾咳、少痰、口鼻咽喉乾燥等燥證為辨證依據。

痰濕阻肺

　　寒痰阻肺是指寒飲或痰濕阻滯肺氣，致使肺失宣降。大多因宿有痰疾，又感受寒邪，或因外感寒濕之邪，或因脾氣虧虛等病邪引起。

臨床表現：咳嗽，痰多、質黏色白易咯，胸悶，甚則氣喘痰鳴，肢冷，舌淡、苔白滑或白膩，脈滑或弦。

辨證要點：咳嗽，痰白量多與寒證共見。

脾病辨證

脾的病變主要表現在飲食運化及升清功能的失衡，致使營氣虧虛、水濕瀦留，以及脾不統血，清陽不升。虛證多因飲食失衡、勞倦、思慮過度或因病後失養所致；實證多因飲食失節或外感濕熱、寒濕之邪所致。

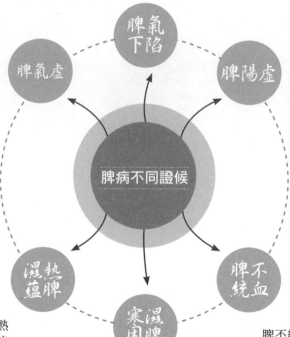

脾氣下陷是指脾氣（中氣）不足，致使內臟下垂。多為脾氣虛進一步發展，或因久瀉、勞累過度所致，婦女產後失調或孕產過多也可能發生。

脾氣虛是脾氣不足，運化功能障礙導致的證候。多因寒濕侵襲、飲食不節、勞倦過度、思慮過度或先天稟賦不足、年老體衰等因素所致。

脾陽虛是指脾陽不振，失於溫運，致使陰寒內生所表現出來的證候。多為脾氣虛的進一步發展，可能因過食生冷、過用苦寒之品，或腎陽不足所致。

濕熱蘊脾是指濕熱交阻於中焦，致使脾失健運所表現出來的證候。大多由於外感濕熱之邪，或脾氣本虛又感受濕邪，濕鬱而化熱，或因飲食所傷，使濕熱內蘊。

寒濕困脾是寒濕內盛、中陽受阻，導致脾失溫運所表現出來的證候。大多因久處潮濕環境，過食生冷，或嗜食肥甘厚味所致。

脾不統血是指由於久病氣虛、慢性出血或過度勞倦，導致脾虛而不能統攝血液。

證候	臨床表現	辨證要點
脾氣虛	不欲食，納呆，脘腹脹悶，食後尤甚，腹滿腸鳴，大便溏薄，形體消瘦，倦怠，少氣懶言，面色萎黃，舌質淡、苔白，脈緩	食少、腹脹等消化功能減退症狀和氣虛證共見
脾氣下陷	脘腹重墜作脹，食後尤甚，或便意頻而肛門墜重，甚或脫肛、子宮下垂，伴隨神疲乏力，氣短，懶言，食欲不振，頭暈目眩等氣虛症狀，舌淡苔白，脈緩	脘腹重墜感，內臟下垂等症狀表現與氣虛證共見
脾陽虛衰	納少腹脹，脘腹疼痛（綿綿作痛），喜溫喜按壓，腸鳴噯氣，大便稀薄，小便清長；或見肢體困重，全身浮腫，小便不利，女性或有白帶且量多質清稀，舌質淡胖或有齒痕、苔白滑，脈沉遲無力	納少、腹脹、腹痛、便溏等症狀與虛寒證共見
脾不統血	各種慢性出血，如便血、尿血、鼻衄等，婦女月經過多、崩漏，伴有腹部作痛，食欲不振，神疲乏力，面色發黃，大便溏稀，小便清長，舌質淡，脈細弱	各種慢性出血兼見氣血兩虛證
寒濕困脾	食欲不振，脘腹脹悶，噁心欲嘔，口黏，口淡不渴，頭身困重，肢體腫脹，皮膚暗晦而黃，腹痛瀉泄，婦女常見白帶多，舌質淡胖、苔白滑或白膩，脈濡緩或沉細	納呆、腹脹、便溏、身重等症狀與寒濕證共見
脾胃濕熱	脘腹脹悶，納呆，噁心欲嘔，口黏，渴淡不多飲，肢體困重，大便溏，小便短赤；或見面色晦黃，皮膚發癢；或見身熱起伏，汗出而熱不解。舌質紅、苔黃膩，脈濡數或滑數	納呆、腹脹、深重、便溏等症狀與濕熱證共見

胃病辨證 ✎

　　胃的功能為受納與腐熟水穀，胃氣以降為和，相對於脾的升清作用。病變多因飲食失節，或外邪侵襲所致，或因久病導致胃的陰、陽、氣虛。

證候	定義	臨床表現	辨證要點
胃陰不足	胃陰不足是指胃陰虧虛，致使胃失濡潤與和降。多因熱病傷及胃陰，或情志鬱結，氣鬱化火，或過食辛辣、燥熱之品所致。	胃脘嘈雜、疼痛（隱隱灼痛），口乾舌燥，饑不欲食；或嘔噁，呃逆，口乾咽燥；或脘痞不舒，大便乾結，舌紅少苔少津，脈細而數。	胃脘嘈雜（編註：似飢非飢，似痛非痛之不適感）、灼痛，不欲食、腹脹等症狀與陰虛證共見。
胃陽虛	胃陽虛是指陽氣不足，致使胃失溫煦。大多因為飲食不節，過食生冷、苦寒、瀉下之品，或脾胃素虛、久病失養等因素所致。	胃脘冷痛（時作時止），喜溫喜按，食後痛減；食欲減退，脘痞，口淡不渴，氣短，倦怠乏力，畏寒肢冷，舌質淡胖，脈沉無力。	胃冷痛、食少納呆等症狀與陽虛證並見。
胃寒證	胃寒證是陰寒凝結胃腑，可能是過食生冷，或脘腹受冷，致使氣機受阻。	胃脘冷痛，輕則綿綿不已，重則劇痛，噁心欲嘔，吐後痛減，口淡不渴，或口泛清水，腹瀉清稀，或腹脹便祕。面白或青，肢冷，舌苔白潤，脈弦緊或沉緊。	胃脘或腹部冷痛，病勢急劇，兼見寒證。
胃熱證	胃熱證是指火熱壅滯於胃，致使胃失和降。大多因過食辛辣刺激、肥甘厚味，或飲酒過度，致使火熱鬱而化火犯胃；或邪熱傷胃致使胃火亢盛。	胃脘灼痛、拒按，口渴喜冷飲，口臭，牙齦腫痛、或潰爛、或出血，消穀善饑，大便祕結，小便短赤，舌紅苔黃，脈滑數。	胃病常見症狀，如胃脘灼痛、消穀善饑等與實熱證共見。
食滯胃脘	食滯胃脘是指飲食不節或暴飲暴食，致使食物停滯於胃脘而不化。	胃脘脹悶疼痛，噯氣吞酸，嘔吐酸腐食物，吐後脹痛稍減；或矢氣（放屁）酸臭，大便不爽，舌苔厚膩，脈滑或沉實。	傷食病史，伴隨胃脘脹悶疼痛、噯腐吐酸等症狀。

腸病辨證 ✎

　　小腸、大腸的病變主要反映在下消化道功能的失常，小腸病變多因寒、熱、濕熱等邪氣侵擾，主要表現為分清泌濁功能和氣機失常；大腸病變多因濕熱或熱盛傷津液，主要反映於大便傳導功能失常。

證候	定義	臨床表現	辨證要點
腸道濕熱	腸道濕熱是指濕熱之邪內結於腸道，可能因夏秋暑熱濕邪侵犯；或飲食不節，食入腐敗不潔之物所致。	身熱口渴，腹痛腹脹，裡急後重，或暴注下泄糞如蛋湯，或腹瀉不爽，糞質腥臭，肛門灼熱，小便短黃，舌質紅、苔黃膩，脈滑數。	腹痛、排便次數增多，糞便黃稠臭穢等症狀與濕熱證共見。
腸燥陰虧	腸燥陰虧是指體內陰血津液虧虛，腸道失去濡潤，傳導失常。多因素為陰虛體質，或年老陰津不足，或過食辛辣燥熱食物，或久病、熱病、過汗、大吐大瀉之後陰液耗傷所致。	大便祕結乾燥（羊屎便），難於排出，腹脹腹痛，口乾咽燥，或伴有口臭，頭暈，舌紅，舌苔黃燥少津，脈細澀。	大便乾燥、排便困難等症狀與津液虧虛證共見。
腸胃氣滯	腸胃氣滯是指胃腸氣機受阻，大多因情志不遂，或病邪、病理產物停滯，影響腸道傳導通降功能。	胃腸脹滿疼痛，走竄不定，痛而欲吐瀉，瀉後未減，噯氣，腸鳴，若噯氣或腸鳴後脹痛得減，大便祕結，苔厚，脈弦。	胃腸脹痛、噯氣、腸鳴、矢氣等症狀為主要依據。
蟲積腸道	蟲積腸道是蟲卵隨食物入口，在腸道內繁殖，耗損營養與阻滯氣機。	腹痛時有時無或突發腹痛，嗜食異物，大便排蟲，或突發腹痛，按之有索條狀，甚至劇痛，嘔吐蛔蟲，面黃肌瘦，面有蟲斑等。	腹痛、面黃體瘦、大便排蟲等症狀為主要依據。

肝膽病辨證

　　肝與膽互為表裡，彼此的病理變化會互相影響。肝的病變涉及範圍比較廣，主要表現在疏泄失常，氣機逆亂，影響層面包括氣血代謝、消化功能與情志調節等。病證分為虛與實證，虛證多因大出血、久病失養或他臟病變累及；實證則多為情志所傷，或受到寒邪、火邪、濕熱之邪侵襲肝臟或肝經所致。膽的主要功能是貯藏和排泄膽汁，幫助脾胃消化食物，病變多因濕熱之邪侵襲，以及受到肝病影響。

肝血虛

　　肝血虛是指血液虧虛，無法濡養肝臟，大多因脾胃虛衰，氣血生化不足，或因失血過多，或久病重病失治失養所致。

　　臨床表現：頭暈耳鳴，失眠多夢，視物模糊或夜盲；或見肢體麻木、震顫；婦女則月經量少，質稀色淡，甚至閉經。面色淡白，爪甲不榮，舌淡，脈細。

　　辨證要點：眩暈、視力減退等症狀與血虛證共見。

肝陰虛

　　肝陰虛是指肝臟陰液虧虛，肝失濡潤，致使虛熱內擾。大多由於情志不遂，氣鬱化火，傷及肝陰，或因熱病傷陰液，或腎陰不足以涵養肝木。

　　臨床表現：頭昏眼花，耳鳴如潮，眼睛乾澀，脅肋疼痛（隱隱作痛），五心煩熱，潮熱盜汗，口乾咽燥，舌紅少苔，脈弦細數。

　　辨證要點：頭暈、目澀、脅肋痛等症狀與陰虛證共見。

肝氣鬱結

　　肝氣鬱結是指肝失疏泄致使氣機鬱滯，大多由於情志不遂，或病邪阻礙肝脈，或他臟病變累及肝氣疏泄條達。

　　臨床表現：胸脅脹滿，胸悶不舒，急躁易怒或抑鬱，噯氣，小腹脹痛（走竄不定），或喉部有異物感，或頸部、脅下有腫塊；婦女常見乳房脹痛，月經不調，痛經。舌苔薄白，脈弦。

　　辨證要點：情志抑鬱、胸脅或小腹脹滿作痛等症狀為主要辨證依據。

肝陽上亢

　　肝陽上亢是指肝陽太過亢擾於上，肝腎陰虧於下，多因體質素為陽盛，或長期惱怒、焦慮，或房事過度，或年老陰虧，致使陰不能制約陽。

　　臨床表現：眩暈耳鳴，頭、目脹痛，面紅耳赤，急躁易怒，失眠多夢，頭重腳輕；或見顴紅，手足心熱，口乾咽燥，腰痠腿軟，舌紅絳少津，脈弦有力或弦細數。

　　辨證要點：眩暈、耳鳴、頭目脹痛、腰膝痠軟等症狀為辨證依據。

肝風內動

　　肝風內動是由肝陽亢盛進一步發展而來的，大多因風陽、火熱、陰血虧虛所致，以眩暈、抽搐、震顫等症狀為辨證要點。根據病因、病性與臨床症狀，分為肝陽化風、熱極生風、陰虛動風和血虛生風等證候。

　　肝陽化風證，以眩暈、肢體震顫、頭脹頭痛、面赤，或突然暈倒，或見口眼歪斜、半身不遂等為辨證依據。

　　熱極生風證，則以熱為主證，出現高熱、神昏譫語、煩躁、頸項強直、抽搐等症狀。

　　陰虛動風證，以眩暈、手足震顫等症狀與陰虛證共見。

　　血虛生風證，以眩暈，肢體麻木、震顫、拘急等症狀與血虛證共見。

寒滯肝脈

　　寒滯肝脈是指肝經感受寒邪，以冷痛為主要表現，為實寒證。

　　臨床表現：肝經循行部位，如少腹、前陰部、巔頂出現冷痛，遇寒更甚，得溫則減，伴隨有惡寒肢冷。舌苔白滑，脈沉緊或弦緊。

　　辨證要點：少腹、前陰部、巔頂等部位冷痛或收引，與寒證共見。

肝火熾盛

　　肝火熾盛是指肝或肝經受火熱侵擾，致使氣火上逆，大多因情志不遂，肝鬱化火，或他臟火熱累及肝。

　　臨床表現：頭暈，頭痛（痛勢劇烈），面紅目赤，口苦咽乾，脇肋疼痛，耳鳴如潮或突發耳聾，心煩易怒，或見吐血、衄血、便血，大便乾結，小便短赤，舌質紅、苔黃，脈弦數。

　　辨證要點：頭痛、耳鳴、脇痛等症狀與實熱證共見。

肝膽濕熱

　　肝膽濕熱是指濕熱之邪蘊結於肝膽，可能因外感濕熱邪氣，或嗜食肥甘、酒酪所致。

　　臨床表現：脇肋脹痛，口苦納呆，腹脹嘔噁，身熱，大便不調，小便短赤；或身目發黃，寒熱往來；或陰部濕疹，有瘙癢感；或睪丸腫脹疼痛，舌質紅、苔黃膩，脈弦數或滑數。

　　辨證要點：脇肋脹痛、嘔噁等症狀與濕熱證共見。

膽鬱痰擾

　　膽鬱痰擾是指痰濁或痰熱內擾，致使膽氣不寧。多因情志不遂，氣鬱化火，火熱燒灼津液而為痰，痰又與熱互結所致。

　　臨床表現：膽怯易驚，心煩不安，失眠，多夢，胸脇脹悶，頭暈目眩，口苦，嘔噁，舌紅、苔黃膩，脈弦滑。

　　辨證要點：膽怯、驚悸、失眠、眩暈、嘔噁等症狀與痰熱證共見。

腎／膀胱病辨證

　　腎與膀胱互為表裡，腎臟的病變主要表現在生長發育、生殖功能、水液代謝、呼吸功能的異常，以及腦、脊髓、骨骼、大小便的病變。腎病多為虛證，大多因先天稟賦不足，或房事過度，或年老精氣虛衰，或他臟久病累及腎臟所致。膀胱具有貯存及排泄尿液的功能，病變多因濕熱侵擾，或受腎病影響。

腎陽虛是指腎陽不足，機體失去溫煦，大多為先天陽虛體質，年老體衰，久病未癒，房事過度等因素所致。

腎虛水泛是指腎陽虧虛，不能溫化水液，大多因久病損傷腎陽，或素為陽虛體質。腎虛水泛與腎陽虛均為虛寒證，兩者差別在於腎陽虛偏重臟腑功能衰退，腎虛水泛則以氣化失常導致水腫、尿少。

腎陰虛是指腎陰失於滋養，致使虛熱內擾，大多因先天稟賦不足，或久病、虛勞、年老體衰，或是房事過度，耗傷陰精，或是過服溫躁之品所致。

腎氣不固是指腎氣衰弱，致使腎臟封藏、固攝功能失常。先天稟賦不足、年老體弱、久病、房勞等因素均可能導致腎氣虛衰。

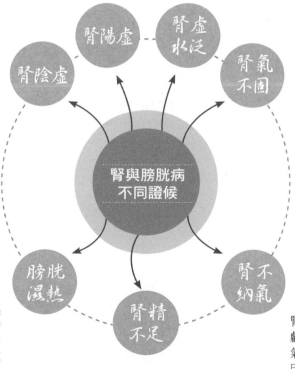

膀胱濕熱是指濕熱之邪蘊結於膀胱，致使氣化不利。多因外感濕熱，或飲食不節（嗜食辛辣刺激）所致。

腎精不足是腎精虧損，致使腦、骨、髓等失充，多與先天稟賦、年老、過勞、久病等因素有關。

腎不納氣是腎氣虧虛，攝納無權，氣不歸元，大多因勞傷腎氣，或久病氣虛所致。

證候	臨床表現	辨證要點
腎陰虛	形體消瘦，潮熱盜汗，五心煩熱，眩暈耳鳴，失眠健忘，多夢，腰腿痠軟，遺精，口渴，舌紅苔少，脈細數。男子陽強易舉，或遺精或早洩；女子經少或閉經	腰痠痛、頭暈耳鳴等症狀與陰虛證共見
腎陽虛	頭暈目眩，面色蒼白，腰膝痠軟，形寒肢冷，精神萎靡，身體乏累，性欲減退，或久瀉不止，或五更瀉（清晨腹瀉），或頻尿、夜尿，男子可能有陽痿、早洩、滑精；婦女宮寒不孕。舌淡苔白，脈沉細數。	腰膝酸冷、性欲減退、夜尿等症狀與虛寒證共見
腎虛水泛	腰膝痠軟，耳鳴，腹脹滿悶，身腫（腰以下尤為明顯），畏寒怕冷，心悸氣短，痰鳴，小便短少，舌質淡胖、苔白滑，脈沉遲無力	以下肢水腫、尿少、畏寒肢冷等症狀為主要辨證依據
腎氣不固	腰膝痠軟，耳鳴，精神疲憊，小便頻繁，尿後餘瀝不盡；或遺尿失禁，男子滑精早洩，婦女月經淋漓不盡、帶下多而清稀。舌淡、苔白，脈弱。	腰膝痠軟、遺尿、（男性）滑精、（女性）崩漏等症狀與氣虛證共見
腎不納氣	喘息氣短，呼多吸少，氣不得續，以吸氣為快，動則喘甚，甚則汗出肢冷，聲音低怯，神疲，咯痰稀薄，尿隨咳出，舌淡苔白，脈弱	
腎精不足	小兒則見發育遲緩、身材矮小、智力低下、行動遲鈍、骨骼痿軟，成人則見早衰，腰膝痠軟，耳鳴耳聾，健忘，齒搖髮禿：男子多精少不育，婦女則經閉不孕	以生長發育遲緩、早衰及生殖功能減退為主要辨證依據
膀胱濕熱	尿頻、尿急，小便黃赤短少，尿道灼痛，小腹脹痛，或小便混濁，或尿血，或尿有砂石、伴有發熱，或見腰部脹痛，舌紅、苔黃膩，脈滑數或濡數	尿頻、尿急、尿澀痛等症狀與濕熱證共見

臟腑兼病辨證 ✎

　　人體內的臟腑是一個有機聯繫的整體，臟與臟、腑與腑之間存在著分工協作的關係，臟與腑之間存在著表裡相合的關係。因而在發生病變的時候，各臟腑之間，往往會相互影響。凡是兩個或兩個以上的臟器相繼或同時發病，稱為臟腑兼病。

證候	定義	臨床表現	辨證要點
心腎不交	心與腎之陰液虧虛，虛火內擾	心煩不眠，多夢，驚悸，健忘，頭暈耳鳴，腰膝痠軟，五心煩熱，口燥咽乾，舌紅少苔，脈細數	心煩、失眠、腰痠、耳鳴等症狀兼見陰虛證
心腎陽虛	心腎兩臟陽氣虛衰，失於溫煦致陰寒內盛	心悸怔忡，胸悶氣喘，畏寒肢冷，神疲乏力，小便不利，肢體浮腫，或唇中淡暗青紫，舌淡暗或紫暗、苔白滑，脈沉微細	心悸、水腫等症狀與陽虛（虛寒）證共見
心肺氣虛	久病體虛，勞倦耗氣，導致心肺兩臟氣虛	心悸咳嗽，氣短而喘，動則尤甚，胸悶，痰液清稀，聲音低怯，面色蒼白，頭暈神疲，自汗，舌淡苔白，脈細或結或代	心悸、咳喘、胸悶等症狀與氣虛證共見
心脾兩虛	心血不足、脾氣虛弱導致氣血兩虛	心悸心慌，失眠多夢，頭暈健忘，飲食減少，面色萎黃，腹脹便溏，倦怠乏力，皮下紫斑，婦女月經量少色淡、淋漓不盡，舌淡嫩，脈細無力	心悸、神疲、頭暈、食少、便溏等症狀為辨證依據
心肝血虛	血液虧虛致使心肝兩臟失養	心悸健忘，失眠多夢，頭暈，耳如潮鳴，面色淡白，兩眼乾澀，視物模糊，肢體麻木，指甲不榮，婦女月經量少色淡，舌質淡、苔白，脈細弱無力	心悸、多夢、眩暈、肢體麻木等症狀與血虛證共見
肝火犯肺	脾肺兩臟主氣的功能虛損所致	久咳不止，短氣乏力，聲低懶言，痰多稀白，食欲減退，腹脹便溏，面色淡白，甚則面浮足腫，舌淡苔白滑，脈弱	咳喘、腹脹、便溏與氣虛證共見

（續表）

證候	定義	臨床表現	辨證要點
肝脾不調（或肝鬱脾虛）	是指肝失疏泄，致使脾失健運，多因情志不遂，或飲食不節、過度勞倦所致	胸脇脹滿，疼痛流竄，善太息，情志抑鬱，食少納呆，腹脹便溏；或腹痛欲瀉，瀉後痛減，苔白或薄黃，脈弦或弦緩	胸脇竄痛、食少納呆、腹脹便溏、情志抑鬱等症狀為辨證依據
肝胃不和	肝氣鬱結，剋制胃和降功能，多因情志不暢、肝氣鬱結所致	胸脇、胃脘脹悶疼痛，噯氣呃逆，吞酸嘈雜，不思飲食，煩躁易怒，善太息*，舌質紅、苔薄黃，脈弦	胸脇及胃脘脹痛、吞酸嘈雜、情緒抑鬱等症狀為辨證依據
肝腎陰虛	肝腎兩臟陰液虧虛，虛熱內擾	頭暈目眩，失眠多夢，健忘，耳鳴，咽乾口燥，腰膝痠軟，五心煩熱，顴紅盜汗，男子遺精，女子月經量少，舌紅少苔，脈細而數	腰膝痠軟、耳鳴、眩暈等症狀與陰虛證共見
肝火犯肺	肝火熾盛上逆犯肺，致使肺失肅降	胸脇灼痛，急躁，易發怒，頭暈，面紅目赤，心中煩熱，咳嗽陣作，咳黃痰質黏稠甚則咳血，舌質紅、苔薄黃，口苦，脈弦數	胸脇灼痛、煩躁、咳嗽黃痰、口苦等症狀與實熱證共見
脾腎陽虛	脾腎兩臟陽氣虧虛，致使虛寒內生，大多因久瀉損傷脾陽，不能充養腎陽，或水邪之病日久，損傷腎陽所致	面色虛白，形寒肢冷，腰膝或下腹冷痛，久瀉久痢不止；或五更泄瀉，小便不利，面浮腫或全身浮腫，舌淡胖、苔白滑，脈弱或沉遲無力	腰腹冷痛、久瀉久痢、水腫等症狀與虛寒證並見
肺腎陰虛	肺腎兩臟陰液不足，致使虛熱內擾，多因燥熱、久病喘咳、房勞過度等因素損傷肺腎之陰所致	咳嗽，痰少，或痰中帶血，口乾咽燥，聲音嘶啞，形體消瘦，腰膝痠軟，骨蒸潮熱，男子遺精，女子月經不調，舌紅少苔，脈細數	久咳乾咳、少痰、腰痠與陰虛證共見

＊善太息，即吐大氣，指患者自覺胸悶，以長嘆舒氣之狀。

第 10 課　病性辨證

　　病性辨證是根據中醫學理論，對患者所表現的各種症狀、體徵等，應用四診的方法收集並進行分析、歸納和判斷，以確定疾病當前證候性質的辨證方法。本課介紹病性辨證裡的氣血辨證和津液辨證。

氣血辨證

　　氣血辨證，是指根據臨床所表現的症狀、體徵，對照氣與血的生理功能、病理特性，以此來辨別病證的辨證方法。

氣病辨證

　　氣的病證分為虛證與實證，虛證包括氣虛證、氣不固證、氣陷證、氣脫證等，大多與氣不足有關；實證則多與氣的運行有關，包括氣滯證、氣逆證、氣閉證。

氣虛證
氣虛證是指元氣不足，氣不足則會影響氣的推動、固攝與氣化等功能。多由久病體虛、積勞過重、年老體衰等因素導致臟腑組織機能衰退所致。

氣不固證
氣不固證是指氣虛而失其固攝功能，影響範圍包括津液、血液、大小二便、精液、經血等。

氣閉證
氣閉證是指邪氣阻閉，致使神志、臟腑、孔竅的氣出入受阻，引起突發的閉厥或絞痛。

氣逆證
氣逆證是指體內氣機應降反升或升發太過，大多因病邪入侵、痰飲或瘀血阻滯或情志失調，均可能導致氣機逆亂。

氣陷證
氣陷證是指氣虛因而無力升舉而反下陷，氣虛證進一步發展，或身體勞累過度損傷了臟器，都有可能導致氣陷證。

氣滯證
氣滯證是指人體的某一臟腑或某一部位氣機阻滯、運行不暢，多由情志不舒，或陽氣衰弱，或邪氣內阻等因素引起。

氣脫證
氣脫證是指元氣虧虛至極，導致氣不內守而外脫。氣虛證或氣不固證都可能導致氣脫，另大吐大瀉、大汗、大出血等因素，亦可能引起氣脫。

氣病不同證候

證候	臨床表現	證候分析	辨證要點
氣虛證	少氣懶言，發音微弱，神疲無力，頭暈目眩，舌苔淡白，脈虛無力等	由於元氣不足，臟腑功能減退，故出現神疲乏力，少氣懶言；衛氣虛弱，不能固護膚表，故自汗畏風；營氣虛不能上承於舌，故舌淡嫩；氣虛鼓動血行之力不足，故脈虛無力	全身機能活動減退，以倦怠乏力、氣短、脈虛為辨證依據
氣不固證	氣短疲乏，面白，脈虛無力；或見自汗不止；或為出血不止；或見二便失禁；或婦女出現崩漏、滑胎；或見男子遺精、早洩	肺氣虧虛，肌腠（肌肉紋理）不密，衛氣不固，故常有自汗，易感外邪；脾氣虧虛，不能統攝血液，血溢脈外，故見各種出血；腎氣虧虛，下元固攝失職，則二便失禁、遺精、滑胎	肺、脾、腎等臟氣失固攝的特徵性表現與氣虛證共見
氣陷證	頭暈眼花，身體倦怠，久瀉不止，腹部有墜痛感，舌苔淡白，脈弱等	由於中焦氣弱，清陽不升，濁陰不降，故見頭暈眼花；中焦虛，舉升無力而反陷於下，故見腹部墜脹、尿意頻數、脫肛、氣少乏力	體弱、瘦弱、氣短、氣墜及內臟下垂等為辨證依據
氣滯證	脅肋、脘腹疼痛或脹悶，脈弦	氣機運行不暢、不通則脘腹脹悶、疼痛；氣機不利，脈氣不舒故見脈弦。因氣聚散無常，故疼痛多見脹痛、竄痛、攻痛，部位不定，按之無形，時輕時重	損傷部位疼痛（脹痛、竄痛、攻痛）或脹悶為主要辨證依據
氣逆證	咳嗽，喘息，呃逆，噯氣，噁心，嘔吐，頭痛，眩暈，昏厥，氣從少腹上衝胸及咽喉	肺氣失於肅降而上逆則咳嗽，喘息；胃氣失於和降而上逆則呃逆，噯氣，噁心，嘔吐；肝氣失調，升發太過而無制，氣血上衝頭目則頭痛，眩暈，昏厥，肝氣循經上衝則氣從少腹上逆胸咽	頭脹痛，咳喘，嘔吐
氣閉證	呼吸氣粗，口噤不能開，嚴重者甚至會突然昏倒	強烈精神刺激，使神機閉塞；砂石、蟲、痰等阻塞脈絡、管腔，導致氣機閉塞	突然昏倒，諸竅閉塞
氣脫證	頭暈昏迷，面色蒼白，汗出不止，呼吸微弱，四肢發冷，二便失禁	多由氣虛進一步發展，元氣虧極而外脫。元氣欲脫，臟氣衰微，肺無力司呼吸，則呼吸微弱而不規則；津隨氣泄則汗出不止；氣脫下元失固，則二便失禁；神失所主故昏迷或昏仆	眩暈昏仆，諸竅閉塞，全身鬆弛

血病辨證

　　血液是維持人體生命活動的重要營養物質，血液需規律地在脈管內循環散佈於周身。血液與氣密切相關，病理上也相互影響，血液不足和血行失常是導致血病的基本病機。

血虛證

血虛證是因血液虧虛導致臟腑、經絡、孔竅失去濡養。生血不足或耗血過多都有可能導致血虛。

血瘀證

血瘀證是指脈管內血液運行不暢，或血溢脈外而停留體內所引起的證候。

血寒證

血寒證是指局部脈絡寒凝氣滯，致使血行不暢，爲實寒證。

血熱證

血熱證是內熱熾盛，致使熱迫血分。可能是外感熱邪，或感受他邪化熱入血分；或是情志過激、食積等化生的內熱。

血病
不同證候

證候	臨床表現	證候分析	辨證要點
血虛證	顏面、眼瞼、口唇、舌質、爪甲的顏色淡白，脈細無力	血液虧虛，脈絡空虛，形體組織缺乏濡養榮潤	全身虛弱和體表肌膚黏膜組織呈現淡白
	頭暈眼花，兩目乾澀，手足發麻，婦女月經量少、色淡	血虛致使臟器、組織得不到營養	
	多夢，健忘，神疲等	血虛失養而心神不寧	
血瘀證	刺痛，固定，拒按等	瘀血內積，氣血運行受阻，不通則痛	局部刺痛拒按，腫塊質硬，面、唇、舌等色澤有變化
	夜間痛增	夜間陽氣內藏，陰氣用事，血行較緩，瘀滯益甚	
	腫塊紫暗，出血紫暗	血液瘀積不散而凝結成塊	
	皮膚乾澀，肌膚甲錯	血行障礙，氣血不能濡養肌膚	
	面色黧黑，唇甲青紫	血行瘀滯，則血色變紫變黑	
	絡脈顯露，絲狀紅縷，舌現斑點，脈澀等	脈絡瘀阻	
血熱證	面紅目赤，舌絳，脈數疾	熱在血分，血行加速	出血勢急、血色鮮紅，或瘡瘍紅腫熱痛、煩躁不安、狂亂、舌質紅絳、脈數有力
	各種出血	血熱迫血妄行	
	心煩，失眠，躁擾不寧，甚則狂亂、神昏譫語	血熱內擾心神	
	瘡癰膿瘍	熱邪內犯營血，灼肉腐血	
	身熱夜甚，口渴	熱邪升騰，耗傷津液之象	
血寒證	手足、顏面、耳垂等部位疼痛	寒凝脈絡，氣血運行不暢，陽氣不得流通，組織失於溫養	局部冷痛、劇痛或腫脹青紫，膚色紫暗，得溫則減，舌淡紫、苔白滑，脈沉遲或弦澀血瘀
	麻木、腫脹，關節冷痛，喜暖惡寒，肢體發涼	寒性凝滯收引	
	膚色紫暗，婦女經色紫暗，夾有血塊	血行不暢之瘀血徵象	

氣血同病辨證

　　氣和血具有相互依存、相互資生、相互為用的關係，因而在發生病變時，氣血常可相互影響，氣病可影響血，血病可波及氣，既有氣的病證，同時又兼見血的病證，即為氣血同病。

氣不攝血證

氣虛失其攝血之功，氣虛與失血並見的證候。臨床表現為吐血，便血，皮下現瘀斑，婦女可見崩漏、氣短、身倦乏力、面色白而無華等。本證的辨證要點是慢性出血和氣虛證共見。

氣滯血瘀證

氣機鬱滯，以致血運障礙的證候。臨床表現為胸脅脹悶，走竄疼痛，急躁易怒等。本證的辨證要點是氣滯證與血瘀證共見。

氣虛血瘀證

久病氣虛，運血無力的證候。臨床表現為面色蒼白或晦滯，身體倦乏，舌淡暗或有紫斑，脈沉澀。本證的辨證要點是氣虛與瘀血證共見。

氣血同病不同證候

氣血兩虛證

久病不癒，氣虛不能生血，血虛無以化氣所致的證候。臨床表現為頭暈目眩，少氣懶言，周身乏力，汗出，心悸失眠，面色、口唇、指甲淡白無華，舌質淡白，脈細無力。本證的辨證要點是氣虛與血虛的證候共見。

氣隨血脫證

人出血時引起陽氣虛脫的證候。通常為大出血時突然面色蒼白，四肢厥冷，汗出如漿，甚則暈厥；舌淡，脈微細欲絕，或浮大而散。本證的辨證要點是大量出血與陽氣虛衰共見。

津液辨證 ✏

津液是人體內一切正常水液的合稱，津液的化生、輸布和排泄是人體正常的代謝活動。津液辨證，是分析津液病證的辨證方法。津液病證，一般可概括為津液虧虛證和津液內停證兩種。

津液虧虛證

津液虧虛證是由於人體內津液虧少，導致臟腑、組織、孔竅失去濡潤而出現的證候。津液不足導致人體內水分缺乏，所以又被稱為「內燥」。攝入水分不足和津液消耗過多是形成津液虧虛的主要原因。

臨床表現：口唇乾裂，舌紅少津，肌膚乾燥無澤，毛髮枯乾，喜飲水，大便乾結，小便短少，疲倦乏力，脈細數。

辨證要點：肌膚、官竅乾燥，大便乾燥等為主要辨證依據。

津液內停證

津液的輸布、排泄障礙會導致津液內停，進而產生痰、飲、水、濕等病理物質，形成痰證、飲證、水證和濕證。痰、飲、水、濕四邪可以相互轉化，又可以結合致病，沒有嚴格的區分。由於內濕證與六淫中濕邪引起的外濕證大致相同。所以下面只介紹水停證、痰證、飲證三證。

水停證

水停證指體內水液因氣化失常而停聚，以肢體浮腫、小便不利，或腹脹、舌淡胖等為主要表現的證候。多因風邪外襲，或濕邪內阻，或房勞傷腎，或久病腎虛等，影響肺、脾、腎的氣化功能，使水液運化、輸布失常而停聚為患。此外，瘀血內阻，經脈不利，亦可影響水液的運行，使水蓄腹腔等部位，而成血瘀水停。

臨床表現：頭面、肢體甚或全身水腫，按之凹陷不易起，或為腹水而見腹部膨隆、叩之音濁，小便短少不利，身體困重，舌淡胖、苔白滑，脈濡緩。

證候分析：水為有形之邪，水液輸布失常而泛溢肌膚，故以水腫、身體困重為主證；水液停聚腹腔，而成腹水，故見腹部膨隆、叩之音濁；膀胱氣化失司，水液停蓄而不泄，故見小便不利；舌淡胖、苔白滑，脈濡，是水濕內停之證。

辨證要點：肢體浮腫、小便不利，或腹大痞脹，舌淡胖。

痰證

痰是體內水液凝結而成，具有稠濁、黏滯性的病理產物。外感六淫、飲食不當、情志過激、缺乏運動等因素，可能影響肺、脾、腎等臟腑水液代謝與氣化作用，因而產生痰濁。痰的流動性小且難以消散，可以停聚於人體的臟腑、經絡、組織之間。痰證包括風痰、濕痰、熱痰、寒痰、燥痰和痰結。

證候	定義	臨床表現	辨證要點
風痰	痰盛而動風的證候	頭暈目眩，喉中痰鳴，口眼歪斜，四肢麻木，半身不遂，舌苔厚膩，脈弦滑	痰盛加動風的表現
濕痰	濕聚成痰，而又兼濕象	痰稀量多，嘔噁，身重困倦，舌苔厚膩，脈滑	痰盛加濕象
熱痰	痰熱結合產生的證候	煩熱，咳痰黃稠，喉痹，面赤口乾，大便乾結，舌苔黃膩，脈滑數	熱象兼黃稠痰
寒痰	寒與痰凝結導致的證候	咳吐稀白痰，畏寒，四肢不舉，舌苔白滑，脈沉遲	稀白痰兼有寒象
燥痰	感受燥邪，或熱灼津液而成痰表現出來的證候	咳痰黏稠，痰少色白，如米粒狀；面白色枯	黏痰加燥象
痰結	以痰結聚於局部的證候	瘡瘍、痰核、乳癖（乳房腫塊）、梅核氣等，苔白膩或黃膩，脈滑	局部結塊而兼苔膩

飲證

　　飲是體內津液內停，形成較清稀而易流動的病理產物。外邪侵擾、中陽素虛，致使水液輸布障礙，水濕停聚成飲，以胸悶、脘腹脹，嘔噁、咳吐清稀痰涎為主要證候。

證候	定義	臨床表現	辨證要點
痰飲	飲留胃腸而出現的證候	胸脅支滿，胃中有振水之音，或腸間水聲瀝瀝，口不渴或不欲飲，眩暈，心悸，氣短，舌苔白滑	胃中振水音，腸間水聲瀝瀝
懸飲	水飲流於胸腔表現出來的證候	脅下脹滿，咳嗽或唾涎時引起兩脅疼痛，甚則轉身及呼吸均作痛，頭痛目眩，或胸背掣痛不得息，舌苔滑，脈沉弦	脅下脹滿，頭痛目眩，胸痛掣背
溢飲	水飲流於四肢肌肉而出現的證候	肢體疼痛而沉重，畏冷，周身乏力，小便無力，發熱惡寒而無汗，苔白，脈弦而緊	肢體痛重，浮腫
支飲	飲邪停留於胸膈胃脘，上迫於肺，肺失肅降所致的證候	呼吸困難，咳喘上逆，煩躁不安，乏力，胸痛，心悸，腹脹；常伴發熱、面色蒼白、唇甲紫暗、出汗、肢體浮腫或腹水等	咳喘不得臥，咯白痰

第 11 課 衛氣營血辨證

衛氣營血辨證，是清代醫學家葉天士首創論治外感溫熱病之辨證法，此法從傷寒六經辨證的基礎發展而來，同時彌補了六經辨證之不足。

四時溫熱邪氣侵襲人體，會造成衛氣營血生理功能失常，破壞人體的動態平衡，導致溫熱病的發生。衛氣營血代表溫熱邪氣侵犯人體所引起的疾病深、淺、輕、重四個不同階段，其臨床表現可大致分為衛分證、氣分證、營分證、血分證四類。

證候	定義	病位深淺	臨床表現
衛分證	常見於外感熱病的初期，是溫熱病邪侵犯肺與皮毛所表現的證候	屬表，較淺	發熱，微惡寒，頭痛，口乾，咽痛，舌尖紅，脈浮數
氣分證	是溫熱病邪由表入裡，陽熱亢盛的裡熱證候	多由衛分證轉化而來，病位較深	身體壯熱，不惡寒，反惡熱，汗出而熱不解，舌紅苔黃，脈數（搏動過快）
營分證	為溫熱病邪內陷營陰的證候	病位多在心與心包絡，較深重	①營熱陰傷者：身熱夜甚，口乾而不甚渴飲，心煩失眠，甚則神昏譫語，或見斑疹隱隱，舌質紅絳，脈象細數 ②熱閉心包者：身熱灼手，時時昏譫，或昏憒不語，舌蹇肢厥，舌紅絳，脈細數
血分證	為邪熱深入血分而引起耗血動血的證候	是衛氣營血病變的最後階段，也是溫熱病發展演變過程中最為深重的階段	①血熱妄行證：在營分證的基礎上，更見灼熱躁擾，昏狂譫妄，斑疹透露，吐衄，便血，尿血，舌質深絳或紫，脈細數 ②血熱傷陰證：持續低熱，暮熱朝涼，五心煩熱，口乾咽燥，心煩不寐，舌上少津，脈虛細數

第 12 課　病因辨證

　　病因辨證是以中醫理論為依據，透過對臨床資料的分析，識別疾病屬於何種因素所致的一種辨證方法。以下主要介紹六淫、疫癘辨證，飲食勞傷辨證，情志內傷辨證。

六淫、疫癘辨證

　　六淫的致病特點：一是與季節和居住環境有關，如夏季炎熱，患暑病的人多，久居潮濕之地，易感受濕邪；二是六淫屬外邪，多經口鼻、皮毛侵入人體，病初常見表證；三是六淫常相合致病，而在疾病發展過程中，又常常相互影響或轉化。

因感受寒邪引起的一類病證。因寒為陰邪，其性清冷，凝滯收引，故易傷人陽氣，阻礙氣血運行。

因感受風邪而引起的一類病證。因風為百病之長，其性輕揚開泄，善行數變，故具有發病急、消退快、遊走不定的特點。

夏季感受暑邪所致的一類病證。因暑性炎熱升散，故該病必見熱象，易耗氣傷津，且暑多挾濕，常與濕邪相混成病。

由感染瘟疫病毒而引起的傳染性病證。疫癘致病的一個特點是有一定的傳染源和傳染途徑。其致病具有傳染性強，並迅速蔓延流行的特點。

感受濕邪所致的一類病證。因濕性重著、黏滯，易阻礙氣機，損傷陽氣，故其病變常纏綿留滯、不易速去。

風淫證　寒淫證　暑淫證

六淫、疫癘辨證

疫癘　火淫證　燥淫證　濕淫證

火熱病邪所致的病證。因火熱之邪，其性燔灼急迫，常見全身或局部有顯著熱象，容易耗傷陰津，使筋脈失於滋潤而動風，亦可迫血妄行而出血。

感受燥邪所致的一類病證。燥性乾燥，容易傷津液，臨床有涼燥與溫燥之分。

證候		臨床表現
風淫證	傷風	惡風，微發熱，頭痛，汗出，鼻塞流涕，咽癢咳嗽，苔薄白，脈浮緩
	風痹	四肢或周身關節遊走性疼痛
	風水	發熱，惡風，頭面或下肢浮腫，小便不利
	風疹	皮膚瘙癢，漫無定處，皮膚出現塊狀丘疹，或紅或白，時隱時現，遇風加劇
	風中經絡	突然面部麻木不仁，口眼歪斜，甚則流涎
	破傷風	外傷後頸項拘急，口噤不開，肢體抽搐、痙攣、角弓反張等
寒淫證	傷寒	惡寒、發熱、無汗、頭痛、身痛，或咳嗽氣喘、鼻塞、脈浮緊、苔薄白
	中寒	嘔吐清水，腸鳴泄瀉，脘腹冷痛，痛劇急驟、遇寒加劇，苔白厚，脈沉緊或弦
	寒痹	四肢關節疼痛，抽筋，屈伸不利，遇寒加劇
暑淫證	傷暑	身熱，汗多，渴飲，小便赤，疲乏無力，舌紅，脈虛數，或納呆嘔噁，脘腹脹滿，大便溏泄
	中暑	夏季高溫突然發熱，猝然昏倒、汗出不止，手足厥冷，口渴，呼吸急促，甚則昏迷驚厥，舌絳乾燥，脈濡數或大而虛
	暑溫	發病急驟，初起即有高熱，汗多，煩渴，舌紅苔黃，脈洪數等症狀；傳變迅速，重者多有神昏抽搐

（續表）

證候		臨床表現
濕淫證	傷濕	惡寒發熱、頭脹而痛，胸悶納呆、脘痞、噁心，或口不渴，肢體困重酸楚，疲乏無力，苔薄白而膩，脈濡或緩
	濕痹	肢體關節腫痛、酸楚、沉重，屈伸不利
	濕溫	身熱不揚，朝輕暮重，汗出而熱不解，脘悶食少，便溏不爽，肢體困倦
燥淫證	涼燥	頭微痛，惡寒，無汗，咳嗽，喉癢，鼻塞，舌白而乾，脈浮
	溫燥	身熱有汗，口渴，咽乾，咳逆胸痛，甚者痰中帶血，以及鼻乾，舌乾苔黃，脈象浮數
火淫證	實火	面紅目赤，壯熱，口渴喜冷飲，心煩，便祕或瀉下黏穢，小便短赤，狂躁不安，甚則神昏譫語，抽搐，吐衄
	火毒	出現瘡瘍疔毒，局部紅腫熱痛，膿血雜見，常伴有壯熱、口乾舌燥、神昏躁狂、舌紅、脈數有力等症狀
疫癘	瘟疫	初起悸寒而後發熱，繼而內外俱熱而不寒，日晡熱甚，身痛、頭痛、頭汗多、面色垢滯有如煙熏，心煩懊惱，甚則譫語神昏，苔白如積粉
	疫疹	初起發熱遍體炎炎，頭痛如劈，斑疹透露，或紅或赤，或紫或黑，脈數。如兼咽喉紅腫作痛，舌質鮮紅、上有大紅點者為爛喉痧；如兼有面、頸、肩、手等部皮膚出現紅疹，繼成水泡，隨即壞死呈黑色者為疫疔；若病人初起面青，肢冷，昏憒，頭痛劇，頭汗多，腹內絞痛，欲吐不吐，欲瀉不瀉者為悶疫
	瘟黃	觸感疫癘之氣所致的黃疸，初起發熱惡寒，隨即卒然發黃，或四肢逆冷，全身、齒垢、白眼珠黃色深，名急黃

飲食勞傷辨證 ✏

　　飲食、勞逸均為致病因素，飲食不節，損及脾胃運化功能而致病；過度的勞倦亦能耗氣損脾而致病。

飲食所傷

　　主要由於飲食不當、暴飲暴食、誤食毒物或消化不良等原因所引起的證候。

　　臨床表現：傷及胃部的，會出現胃痛胃脹、食欲下降、胃泛酸水、舌苔厚膩、脈象滑而有力等症狀；傷及腸部的，則會出現腹痛、腹瀉症狀；誤食有毒食物的，一般會出現噁心嘔吐、腹部絞痛、上吐下瀉症狀。

多食鹹——脈凝泣而變色
多食酸——肉胝*皺而唇揭
多食苦——皮槁而毛拔
多食辛——筋急而爪枯
多食甘——骨痛而髮落

過食傷身 ✏

勞逸所傷

　　主要由於過度勞累損傷元氣，或過度安逸使氣血運行受阻而引發的證候。

　　臨床表現：如果過度勞累損傷元氣，則會出現全身疲倦、手足無力、懶言嗜臥、食欲下降、脈象緩大或細等症狀；如果過度安逸，使氣滯血瘀，氣血運行不暢，則會出現手足發軟無力、肥胖、行動不便、氣短心慌、稍稍一動則喘等症狀。

房事所傷

　　主要由於房事過度損傷精氣，而引發的一種證候。

　　臨床表現：如果房事過度引起陰虛，一般會出現咳嗽、咯血、心慌、盜汗、骨蒸潮熱等症狀；如果引起陽虛，則會出現四肢發冷、腰膝痠軟、夢遺滑精、陽痿早洩等症狀。

＊胝：皮厚的地方。整句意為因肌肉角質變厚而嘴唇外翻

情志內傷辨證

中醫認為情志分為怒、喜、憂、思、悲、恐、驚等七種，稱為「七情」。七情太過、不及，或持續時間過久，導致機體陰陽失調，氣血不和，經脈不通，臟腑功能紊亂而產生的病證，稱為情志證候。

情志內傷證的特點

情志為病，通常先傷神後傷臟腑，先傷氣而後傷及形體。往往有精神情緒方面的症狀，如抑鬱、煩躁、易怒等，同時伴隨有臟腑氣機失常的症狀，如胸悶、氣短、心悸等。

情志病證分為哪幾類

情志病證泛指具精神心理異常之症狀，或疾病發生、發展、轉歸和防治過程中，深受情志影響之病症。具體而言，中醫學所論的情志疾病主要包括以下幾類。

1. 情志異常導致症狀以精神心理失常顯現的疾病類型，如鬱證、厥證、臟躁、失眠、癲證、狂證、癔病等，即為現代醫學中的憂鬱症、焦慮症、躁鬱症、急性慢性創傷症候群、恐慌症、思覺失調症等精神疾病。

2. 情志異常導致症狀以形體顯現的疾病類型，如哮喘、泄瀉、陽痿、痛經等。這類疾病基本上等同於現代醫學中的身心疾病，涉及範圍較廣，包括內、外、婦、兒各科的多種疾患。

3. 因形體病變導致精神心理症狀之疾病類型，如女性絕經前後諸證等。亦包括現代醫學中的中風或失智症後抑鬱症等。

情志異常泛指患者病程症後之病理狀態，而情志疾病則是指具體的精神心理疾患和身心疾病。

Q 情志與內臟的關係

情志病證，常與患者個性有關，人事環境為其內因。不同的情志變化，對內臟均有不同的影響。《黃帝內經‧素問‧陰陽應象大論篇》指出：「喜傷心、怒傷肝、憂傷肺、思傷脾、恐傷腎。」五臟之間相互依存、相互制約，因此，情志證候也可相互影響。

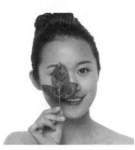

七情致病是使人體生病的「內因」，心態平和才能讓身體康健。

怒傷證

定義：是指過度憤怒或長期鬱結，導致肝失疏泄，肝氣上逆所產生的證候。

臨床表現：急躁易怒，兩脇脹痛，面紅目赤，頭脹頭痛等。

憂傷證

定義：是指過度憂慮，損傷肺脾，使氣機阻塞導致的證候。

臨床表現：全身無力，精神疲倦，食欲下降，悶悶不樂等。

悲傷證

定義：是指悲傷過度，致使氣機消沉，傷及肺心諸臟引起的證候。

臨床表現：善悲欲哭，意志消沉，精神萎靡，疲乏少力，神氣不足，煩熱躁亂，情緒抑鬱等。

驚傷證

定義：是指驚嚇過度，損傷心神，使氣機紊亂導致的證候。

臨床表現：心神不寧，精神錯亂，語無倫次，舉止失常等。

喜傷證

定義：是指因驚喜過度而難以抑制，傷及心神所引起的證候。

臨床表現：精神渙散，心悸不寧，少寐難安，語無倫次，哭笑無常，精神迷亂，舉止失常，脈數無力。

思傷證

定義：是指思慮過度，傷及心脾而致臟腑氣機紊亂產生的證候。

臨床表現：腹部脹滿，食欲不振，形體消瘦，倦怠乏力，面色萎黃，頭暈健忘，失眠多夢等。

恐傷證

定義：是指恐懼過度，導致氣泄下行，腎失固攝所產生的證候。

臨床表現：恐懼不安，心悸不寧，夜寐難安，甚至神智錯亂，語言舉止失常，下焦脹滿，遺精滑精、陽痿，甚則二便失禁，舌苔薄白，脈弱。

四氣
五味

升降
沉浮

常用
中藥

方劑
配伍

方劑
組成

常用
方劑

第三章

中藥與方劑：
治病的良方

中藥是在中醫理論指導下，用來預防、治療疾病的藥物，並具有促進康復與保健的作用。幾千年以來，中藥學以中醫理論為基礎，形成了獨特的理論體系，內容非常豐富。

須要注意的是，本章中所提供的方劑組成配比，必須在醫生指導下根據個人情況調整後使用。

第 13 課 中藥如何治病

中藥的發現與應用歷史悠久，有其獨特的理論體系。中藥源於自然界，包括植物藥、動物藥及礦物藥等。

中藥對人體有什麼作用

中藥可調整人體陰陽失衡狀態

中醫認為，人會生病，主要是由於陰陽失調，中藥能補虛瀉實，調整陰陽，使人體恢復到平衡狀態。

中藥可多靶點治療人體疾病

現代藥理研究證實，中藥成分裡含有大量的各類生物鹼、揮發油、鞣質、有機酸，能有效調節人體特定臟器組織之活動功能，或能抑制甚至消滅各種致病性病原體，進而達到治療疾病的目的。

中藥能養心安神

中醫學認為「心藏神、主神明」，說的是人的精神、意識和思維活動。而中藥防治疾病的主要途徑便是安心養神。利用中藥補益心血的功效，自然能使人神志清晰、思維敏捷，精神心理狀態良好。當然，心血對大腦的滋養，還要借助心氣和肺氣的推動，心肺之氣旺盛，血脈就會充盈，這樣才能保證「心神」正常發揮其功能作用。因此，養心血的同時不要忽略了益心肺之氣。

中藥的產地、採集、炮製 ✎

中藥的產地與道地藥材

　　自古以來醫家非常重視道地藥材。道地藥材，又稱地道藥材，是指歷史悠久、產地適宜、品種優良、產量宏豐、炮製考究、療效突出、帶有明顯地域特點的藥材。例如，甘肅的當歸，寧夏的枸杞，青海的大黃，內蒙古的黃耆，東北的人參、細辛、五味子，山西的黨參，河南的地黃、牛膝、山藥、菊花等。

中藥的採集

　　中藥的採收季節、時間、方法和貯藏等都有嚴格要求。植物藥的採集要根據不同的藥用部分（如根、莖、葉、花、果實、種子或全草），依照生長成熟時期進行採摘；動物也有一定的捕捉與加工時期。有計劃地進行採製和貯藏，才能得到產量較高和品質較好的藥物。

中藥的炮製

　　炮製，又稱炮炙，是指藥物在應用或製成各種劑型之前，根據醫療、調製、製劑的須要而進行必要加工處理的過程。常見的炮製方法有洗、漂、泡、漬、炒、炮、煨、炙、烘、焙、蒸、煮、淬等。

植物類的藥物採收原則有哪些？

1.全草、莖枝及葉類藥物，大多在夏秋季節植株充分成長、莖葉茂盛或開花時期採集。

2.根和根莖類藥物，一般在秋季植物地上部分開始枯萎，或早春植物抽苗時採集。

3.花類藥物多半在花蕾未綻放或初開時採集，以避免化瓣散落或是香味失散而影響品質。

4.果實類藥物除少數取用未成熟果實，如青皮，一般多在果實成熟時採集。

5.種子通常在完全成熟後採集，如蓮子、銀杏等。

6.樹皮和根皮類藥物通常是在春夏時節剝取。

中藥的藥性 ✏

中醫稱中藥的療效性能為「藥性」，包括四味五氣、升降浮沉、歸經、毒性等。

中藥的四氣五味

氣與味是藥性的重要指標，其中四氣為陰、五味為陽。

四氣

中藥具有寒、涼、溫、熱四種不同的特性，被稱為「四性」，又稱「四氣」。除此四性之外，還有中藥性質平和，也稱「平性」藥。其中寒、涼屬陰，溫、熱屬陽。

藥氣	功效
寒、涼藥	具有清熱、瀉火、解毒、涼血、養陰或補陰等作用
溫、熱藥	具有散寒、溫裡、化濕、行氣、補陽等作用
平性中藥	多為滋補藥，用於體質虛弱者，或寒涼和溫熱性質中藥所不適應者

五味

中藥的五味，包括酸、苦、甘、辛、鹹。這五種滋味，一是指藥物本身的味道，二是指藥物的作用範圍。其中辛、甘屬陽，酸、苦、鹹屬陰。

藥氣	功效
酸味藥	能收能斂，具有收斂固澀的作用，常用於虛汗外泄、遺精帶下、久瀉不止等病證，如五味子收斂止汗、金櫻子固精止遺、訶子澀腸止瀉等
苦味藥	能瀉能降能燥，具有瀉火、瀉下、降逆及燥濕的作用，常用於大便不通或氣逆脹滿等病證，如黃連瀉火、大黃瀉下通便、杏仁降逆平喘、厚朴燥濕散滿等
甘味藥	能補能緩，具有補養、緩和的作用，常用於虛證或拘急疼痛等病證，如人參補氣、熟地補血、甘草和中等

（承上頁）

藥氣	功效
辛味藥	能散能行，具有發散、行氣、活血的作用，常用於外感表證和氣血阻滯的病證，如紫蘇葉發表、木香行氣、川芎活血等
鹹味藥	能下能軟，具有潤下軟堅的作用，常用於瘰癧痰核、大便燥結等病證，如牡蠣軟堅散結、芒硝潤下通便等。

中藥的升降沉浮 ／

中醫以升降沉浮來表示中藥之藥物作用對人體作用之趨向性，與疾病之表現趨向相對。升浮屬陽，沉降屬陰。

升降沉浮之用藥原則

升降沉浮	用藥原則
升	上升提舉，趨向於上（升浮屬陽）。病勢表現出向下，比如肛脫、遺尿、崩漏等症狀。病位在上，如目赤腫痛
降	下達降逆，趨向於下（沉降屬陰）。病勢表現出向上，比如嘔吐、呃逆、喘息等證。病位在下，如腹水、尿閉
浮	向外發散，趨向於外（升浮屬陽）。病勢表現出向內，表證未解而入裡。病位在表，如外感表證
沉	向內收斂，趨向於內（沉降屬陰）。病勢表現出向外，比如自汗、盜汗等。病位在裡，如裡實便祕

影響藥物升降沉浮的因素

四氣五味：味辛、甘，性溫、熱者，多屬升浮藥，比如麻黃、升麻；味酸、苦、鹹，性寒、涼者，多屬於沉降藥，如大黃、芒硝。

藥物質地：花、葉、皮、枝屬升浮藥類，如紫蘇葉、菊花；種子、果實、礦物、貝殼以及品質重者多屬於沉降藥，如蘇子、牡蠣等。

藥物炮製：酒製則升，薑炒則散，醋炒收斂，鹽炒下行。

中藥配伍：升浮藥在大量沉降藥中能隨之下降；沉降藥在大量升浮藥中能隨之上升。

升浮藥物和沉降藥物的不同效用

升浮藥物：上升，向外；疏散解表，宣毒透疹，解毒清瘡，宣肺止咳，溫裡散寒，暖肝散結，溫通經脈，通痹散結，行氣開鬱，開竅醒神，升陽舉陷。

沉降藥物：下行，向內；清熱瀉火，瀉下通便，平肝潛陽，息風止痙，降逆平喘，消積導滯，固表止汗，斂肺止咳，澀腸止瀉，固崩止帶，澀精止遺。

中藥的歸經 ✎

歸經是指藥物對於機體某部位或某些臟腑、經絡，具有選擇性治療作用，意即藥物對特定臟腑經絡有特殊親和作用。

歸經的依據

歸經是以臟腑、經絡理論為基礎，以藥物所治病證為依據而確定的。如黨參、白朮，能健脾補中，歸入脾經；朱砂、茯苓，能寧心安神，歸入心經；麻黃、杏仁，能止咳平喘，歸入肺經等。

歸經的作用

歸經表示藥物在機體中的作用部位和範圍，掌握歸經便於區別功效相似的藥物，有助臨床辨證用藥。用藥時依據臟腑經絡之相關學說，並注意臟腑病變相互影響，以選擇最適合的藥物。

中藥的毒性 ✎

古代將藥物稱為毒藥，認為毒性是藥物的偏性。現代對毒性的認識，多指藥物對機體的損害作用，應用不當，便可導致中毒或產生不良反應。

正確對待中藥的毒性

根據藥物對機體損害大小的不同，一般把藥物毒性分為大毒、有毒、小毒、無毒等。藥物毒性的有無是相對的，毒性的大小強弱，也不是固定的。有毒的藥物，經過嚴格的加工、炮製，適當的配伍，劑型的選擇，用量的控制等，便可以減輕其毒性；相反地，無毒的藥物如果用法不當，超量久服，同樣也會產生毒性或副作用。

安全與適量

掌握了藥物的有毒無毒，以及毒性的大小，有助於理解藥物作用的峻猛與緩和，進而根據疾病的輕重緩急，選擇適合的藥物和確定相應的劑量。此外，根據毒性的性質，可採用炮製、配伍、用法等措施來減輕或消除其毒性，以保證臨床用藥的安全性及有效性。

中藥的選購與保存 ✏

正確地選購與保存中藥材，方能確保藥材的安全性與療效。

中藥的選購

講究地道藥材：中藥飲片（水煎藥）源自於中藥材，然而生於自然的中藥材，常因各地氣候風土變化的不同，造成不同產地之中藥材品質不同，藥材有效成分和含量不同，藥用價值就有很大差異。

選擇完整包裝之藥材：購買時應查看包裝是否完整，是否有依規定標示，中藥材包裝應標示：品名、重量、廠商名稱及地址、製造日期及有效期間或保存期限、批號、類別、炮製方式（屬毒劇中藥材之應標示項目）、產地（國家）、保存方法與使用建議注意事項。

慎選購買來源：購買中藥材、飲片或中藥製劑，應向合法領有中藥販賣業藥商許可執照的處所購買。受到法令規範管理的中藥行，對於藥物具有專業知識，能提供購買者正確的資訊，多一分安全與保障。您也可以請信任的中醫師推薦值得信賴的中藥房（商）。

看外觀聞氣味：藥材色澤要自然鮮明，太純白或太鮮艷的中藥，可能經過加工，應避免選購。好的藥材會散發出本身特有的氣味，沒有濕氣及受潮味，若不當經二氧化硫燻蒸，則會有嗆鼻的酸味，均不宜選購。

中藥的儲存

通風：藥材應存放在通風良好的地方，根據氣候狀況調節室內的溫度和濕度。

防潮：藥材容易受潮，儲存的時候，應置於陰涼、乾燥的環境。

密封：藥材密封保存能有效隔絕外界的溫度、濕度、光線等，防止受潮、發黴、蟲蛀等。但是，藥材在密封前，一定要確定藥材本身沒有受潮和蟲蛀現象。

冷藏：有些藥材易生蟲、變色，但又不能日晒、烘焙，冷藏儲存比較適當。

第 14 課 常用中藥的功效和用法

補氣藥

補氣藥，主要用於糾正人體臟器虛衰引起的病理變化，臟腑中與氣有關的臟腑包括肺、脾、心臟等，補氣的目的在於補中、益氣、助健運。

人參

性味歸經：味甘、微苦，性微溫；歸脾經、肺經、心經。

傳統功效：有大補元氣、補脾益肺、生津止渴、安神益智等功效。

現代研究：有助於抗疲勞、調整血糖、增強機體免疫力。

使用禁忌：不宜與藜蘆同用；高血壓患者慎服。

黨參

性味歸經：味甘，性平；歸脾經、肺經。

傳統功效：具有補脾肺之氣、生津養血的功效。

現代研究：有助於調節腸胃運動、抗潰瘍、提高機體免疫力、改善心臟功能，延緩衰老。

使用禁忌：氣滯、肝火盛者不宜用；邪盛而正不虛者也不適合用。

黃耆

性味歸經：味甘，性微溫；歸脾經、肺經。

傳統功效：有補氣升陽、益氣固表、利水退腫等功效。

現代研究：有助於促進代謝、減少血栓形成、抗衰老和提高免疫力。

使用禁忌：表虛邪盛、陰虛火旺、陰虛陽亢的人不宜用黃耆。

西洋參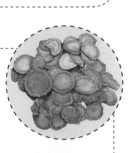

性味歸經：味甘、微苦，性涼；歸心經、肺經、腎經、脾經。

傳統功效：能補氣養陰、清熱生津。

現代研究：有助於增強中樞神經系統功能，保護心血管系統，提高免疫力。

使用禁忌：陽氣不足、胃有寒濕者慎服。

補血藥 /

　　血液是人體重要的物質基礎，補血藥主要用於治療血虛問題。補血藥大多屬性甘溫質潤，以心與肝臟為主。

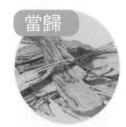

當歸

性味歸經：味甘、辛，性溫；歸心經、肝經、脾經。
傳統功效：補血活血、調經止痛、潤腸通便等功效，被視為婦科調經補血之聖藥。
現代研究：有助於促進造血、增強心臟功能、調節血脂、增強免疫力、保護肝臟。
使用禁忌：濕盛中滿者，腹瀉者不宜使用。

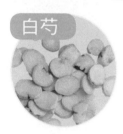

白芍

性味歸經：味苦、酸，性微寒；歸肝經、脾經。
傳統功效：有養血柔肝、緩中止痛、平抑肝陽的功效。
現代研究：有幫助機體抗病毒、保肝消炎、改善記憶力等作用。
使用禁忌：陽衰虛寒的人不可單獨服用；虛寒性腹痛泄瀉者慎食。

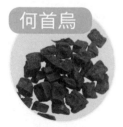

何首烏

性味歸經：味苦、甘、澀，性微溫；歸肝經、腎經。
傳統功效：有補肝腎、益精血的功效（製用）；還可解毒、截瘧，潤腸通便（生用）。
現代研究：有助於保肝、延緩衰老、調節血脂、提高免疫力。
使用禁忌：生首烏通便作用強，大便溏瀉者慎用；經炮製後有收斂作用，體內有痰濕者忌用。

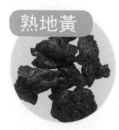

熟地黃

性味歸經：味甘，性微溫；歸肝經、腎經。
傳統功效：滋陰補血，益精填髓，俗語有「補腎莫忘熟地黃」。
現代研究：有助於促進造血功能、降血壓、調節血脂。
使用禁忌：氣滯多痰、腹部脹痛、食欲不佳、大便溏瀉者慎用。

補陽藥 ✏

　　補陽藥主要用於補助人體陽氣，用於治療各種陽虛證。此類藥物大多性甘味辛入腎經。腎陽為人身元陽，陽虛諸症多與腎陽不足關係密切，故補陽以補腎陽為主。

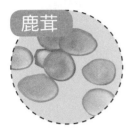

鹿茸

性味歸經：味甘、鹹，性溫；歸肝經、腎經。
傳統功效：有補精髓、助腎陽、強筋健骨、調衝任的功效。
現代研究：有助於增強記憶力、心臟功能，提高免疫力。
使用禁忌：鹿茸為大補之物，應從小劑量開始服用。高血壓、陰虛陽亢、腎虛有火者不宜服用。

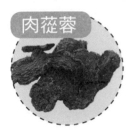

肉蓯蓉

性味歸經：味甘、鹹，性溫；歸腎經、大腸經。
傳統功效：有補腎陽、益精血、潤腸通便的功效。
現代研究：有助於增強免疫力、調整內分泌、促進代謝、促進生長發育、抗衰老。
使用禁忌：陰虛火旺、大便泄瀉或秘結者不宜服用。

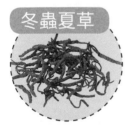

冬蟲夏草

性味歸經：味甘，性溫；歸肺經、腎經。
傳統功效：有補肺益腎、止血化痰的功效，古代醫家說冬蟲夏草可補益三焦。
現代研究：有助於調節免疫功能、調節血脂、抗疲勞、調節五臟。
使用禁忌：有表邪者不宜服用。

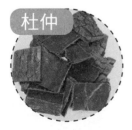

杜仲

性味歸經：味甘，性溫；歸肝經、腎經。
傳統功效：有補肝腎、強筋骨、安胎的功效。（炒用療效較生用為佳。）
現代研究：有助於增強免疫功能，還可幫助降血壓、利尿。
使用禁忌：陰虛火旺者慎用。

補陰藥

補陰又稱滋陰、養陰、育陰、益陰。補陰藥用於治療形體消瘦、口咽乾燥、兩目乾澀、眩暈、耳鳴、乾咳少痰、痰中帶血、胃中灼熱等陰虛火旺之證，以滋養陰液為主。

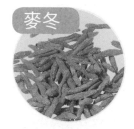

麥冬

性味歸經：味甘、微苦，性微寒；歸肺經、胃經、心經。
傳統功效：有養陰生津、潤肺清心、除煩解渴的功效。
現代研究：有助於提高免疫功能、調節血糖。
使用禁忌：風寒感冒、痰濕咳嗽或脾胃虛寒泄瀉者慎用。

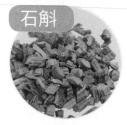

石斛

性味歸經：味甘，性微寒；歸胃經、腎經。
傳統功效：有養胃生津、滋陰清熱的功效。
現代研究：有一定的解熱鎮痛作用，還有助於促進新陳代謝、抗衰老。
使用禁忌：體內有痰、舌苔厚膩者不宜服用。

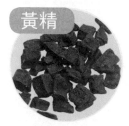

黃精

性味歸經：味甘，性平；歸脾經、肺經、腎經。
傳統功效：有滋腎潤肺、補脾益氣的功效。
現代研究：有助於抗疲勞、調節免疫、調整血糖及血脂。
使用禁忌：痰濕內盛者不可服用。

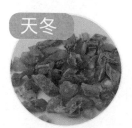

天冬

性味歸經：味甘、苦，性寒；歸肺經、腎、胃經。
傳統功效：有養陰潤燥、清肺生津的作用。
現代研究：有助於鎮咳祛痰、抑菌、調整免疫系統。
使用禁忌：脾胃虛寒、痰濕內盛、腹瀉或外感風寒咳嗽者慎用。

活血化瘀藥

　　活血化瘀類藥物具有通暢血脈、消散瘀滯、調經止痛的作用，可消散或攻逐體內瘀血，用於治療瘀血病證，常與補氣、養血、溫經散寒、清熱、行氣、攻下等治法配合使用。

丹參

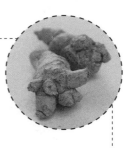

性味歸經：味苦，性微寒；歸心經、心包經、肝經。

傳統功效：可活血調經、祛瘀止痛、涼血消癰、除煩女神。

現代研究：有助於擴張血管、防止血栓形成，對失眠、頭痛等神經衰弱症狀也有較好療效。

使用禁忌：無瘀血者慎服，孕婦慎用。

三七

性味歸經：味甘、微苦，性溫；歸肝經、胃經。

傳統功效：有化瘀止血、活血止痛的功效。

現代研究：有幫助止血、抗凝血、鎮靜、鎮痛等作用。

使用禁忌：長期服用三七會延長凝血時間，誘發出血性疾病的發生。

益母草

性味歸經：味苦、辛，性微寒；歸肝經、心經、膀胱經。

傳統功效：有活血調經、利尿消腫、清熱解毒的功效。

現代研究：有助於抗血小板凝集、改善血液循環、保護心臟，還可收縮、興奮子宮。

使用禁忌：血虛無瘀、陰虛血少者忌用，脾虛腹瀉、大便稀溏者慎服。

紅花

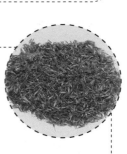

性味歸經：味辛，性溫；歸心經、肝經。

傳統功效：有活血通經、祛瘀止痛的功效。

現代研究：有助於促進子宮興奮，幫助降血壓、降血脂、軟化血管、調節內分泌等。

使用禁忌：孕婦忌用，有出血傾向及對紅花過敏者慎用。

清熱藥

清熱藥是以清解裡熱，治療裡熱證為主的藥物，根據不同的功效又分為清熱瀉火藥、清熱燥濕藥、清熱涼血藥、清熱解毒藥、清虛熱藥等。本類藥物藥性寒涼，易傷脾胃，故脾胃虛弱者應慎用，不可多服久服。

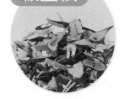

性味歸經：味甘，性寒；歸肺經、心經、胃經。
傳統功效：有清熱解毒、疏散風熱的功效。
現代研究：有助於抑菌、防暑、降血壓，對緩解各種高熱、炎症、咽喉腫痛有幫助。
使用禁忌：脾胃虛寒及氣虛者慎服。

板藍根

性味歸經：味苦，性寒；歸心經、胃經。
傳統功效：有清熱解毒、涼血利咽的功效。
現代研究：有助於抗菌、抗病毒、提高免疫力。
使用禁忌：體虛而無實火熱毒者忌用；脾胃虛寒者慎用。

黃連

性味歸經：味苦，性寒；歸心經、脾經、胃經、膽經、大腸經。
傳統功效：有清熱燥濕、瀉火解毒的功效。
現代研究：有抗菌、抗炎、抗潰瘍等作用。
使用禁忌：過服或久服容易傷脾胃，因此胃寒、脾虛泄瀉者忌用。陰虛傷津者慎用。

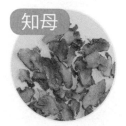

知母

性味歸經：味苦、甘，性寒；歸肺經、胃經、腎經。
傳統功效：有清熱瀉火、滋陰潤燥的功效。
現代研究：有調節免疫力、抗病毒等作用。
使用禁忌：脾胃虛寒者、大便溏瀉者忌用。

消食藥

消食藥是以消食化積為主要目的，可用於治療飲食積滯證，能預防和治療因為宿食積滯引起的消化不良、腹脹、便祕及口臭等症狀。

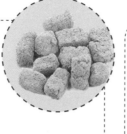

神麴

性味歸經：味甘、辛，性溫；歸脾經、胃經。

傳統功效：有消食和胃、理氣調中的功效。

現代研究：有助於增進食欲、維持機體正常消化機能。

使用禁忌：脾陰虛、胃火盛者不宜用。

山楂

性味歸經：味酸、甘，性微溫；歸脾經、胃經、肝經。

傳統功效：能消食健胃、行氣散瘀。

現代研究：有助於促進腸胃蠕動、擴張血管、降血脂、降血壓等。

使用禁忌：山楂多食耗氣，體虛者少食；脾胃虛弱而無積滯者或胃酸過多者應慎食。

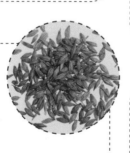

麥芽

性味歸經：味甘，性平；歸脾經、胃經、肝經。

傳統功效：有行氣消食、健脾開胃、退乳消脹的功效。

現代研究：能促進消化、降血糖。

使用禁忌：無積滯者、脾胃虛者、痰火哮喘者不宜使用焦麥芽。哺乳婦女不宜使用。

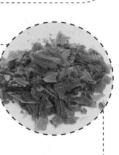

雞內金

性味歸經：味甘，性平；歸脾經、胃經、小腸經、膀胱經。

傳統功效：能消食健胃、澀精止遺。

現代研究：有助於增加胃液分泌並提高胃腸消化能力、加快胃的排空速度等。

使用禁忌：脾虛無食積者慎用；大氣下陷或咳嗽吐血者忌用。

利水滲濕藥

　　凡是以通利水道、滲泄水濕、治療水濕內停病證為主的藥物，稱為利水滲濕藥。主要用於治療小便不利、水腫、泄瀉、痰飲、淋證、黃疸、女性帶下等水濕所致的各種病證。

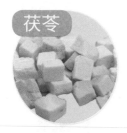

茯苓

性味歸經：味甘、淡，性平；歸心經、脾經、腎經。
傳統功效：有利水滲濕、健脾寧心的功效。
現代研究：有助於增強人體的免疫功能，提高機體的抗病能力，還有保護肝臟的作用。
使用禁忌：腎虛、小便過多、尿頻、遺精者慎用。

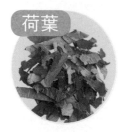

荷葉

性味歸經：味苦，性平；歸肝經、脾經、胃經。
傳統功效：有清熱解暑、升發清陽、涼血止血的功效。
現代研究：有助於降血壓、降血脂，對減肥也有一定的幫助。
使用禁忌：體瘦、氣血虛弱者慎用；孕婦忌用。

車前子

性味歸經：味甘，性寒；歸腎經、肝經、肺經、小腸經。
傳統功效：有清熱利尿、滲濕通淋、明目、祛痰的功效。
現代研究：有助於止瀉、護肝、降壓、抑菌、降低膽固醇等。
使用禁忌：無濕熱者、腎虛滑精者及孕婦慎用。

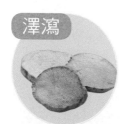

澤瀉

性味歸經：味甘、淡，性寒；歸腎經、膀胱經。
傳統功效：有利水消腫、滲濕泄熱的功效。
現代研究：有助於利尿、降血壓、降血糖、抗脂肪肝、抑菌等。
使用禁忌：無濕熱者慎用。

養心安神藥

心是人一身之主、健康之本、生死之源，主宰著人體的氣血盛衰，以及精、氣、血和思維功能。凡是具有滋養心肝、益陰補血、交通心腎功效的藥物，均稱為養心安神藥，主要用於治療陰血不足、心失所養以及心脾兩虛、心腎不交等引發的虛證。

酸棗仁

性味歸經：味甘、酸，性平；歸心經、肝經、膽經。

傳統功效：有養心益肝、安神、斂汗的功效。

現代研究：有助於鎮靜、催眠、鎮痛、抗驚厥、降血脂、降血壓。

使用禁忌：內有實邪鬱火或滑洩者慎用。

靈芝

性味歸經：味甘，性平；歸心經、肝經、肺經、腎經。

傳統功效：有補氣安神、止咳平喘的功效。

現代研究：有助於保肝解毒、降低膽固醇與血糖、改善神經衰弱、增強免疫力等。

使用禁忌：實證、表證慎用。

柏子仁

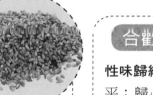

性味歸經：味甘，性平；歸心經、腎經、大腸經。

傳統功效：有養心安神、潤腸通便的功效。

現代研究：可用於治療產後和老年人的腸燥便祕，還可改善睡眠。

使用禁忌：柏子仁多油，痰多、肺氣上浮咳嗽、便溏者忌用。

合歡皮

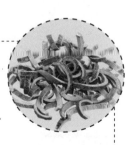

性味歸經：味甘，性平；歸心經、肝經、肺經。

傳統功效：有解鬱安神、活血消腫的功效。

現代研究：有助於抗過敏，調節免疫功能。

使用禁忌：孕婦慎用。

理氣藥

　　凡以梳理氣機為主要作用，治療氣滯或氣逆證的藥物稱為理氣藥。理氣藥具有行氣、降氣、解鬱、散結的作用，可用於治療脾胃氣滯、肝氣鬱結、肺氣壅滯所致的病證。

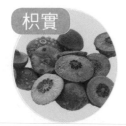

性味歸經：味苦、辛、酸，性溫；歸脾經、胃經、大腸經。
傳統功效：有破氣消積、化痰散痞的功效。
現代研究：有緩解小腸痙攣、抑制血栓形成、抗潰瘍、強心、升高血壓等作用。
使用禁忌：氣虛導致的脾胃虛弱、體虛久病應慎用。孕婦慎用。

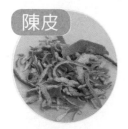

性味歸經：味辛、苦，性溫；歸脾經、肺經。
傳統功效：有理氣健脾、燥濕化痰的功效。
現代研究：有促消化、排除積氣、增加食欲等作用。
使用禁忌：陰虛燥咳、內有實熱者慎服。

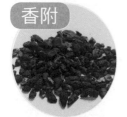

性味歸經：味辛、微苦、微甘，性平；歸肝經、脾經、三焦經。
傳統功效：有疏肝解鬱、調經止痛、理氣調中的功效。
現代研究：有助於強心保肝、利膽抗炎等。
使用禁忌：陰虛、血熱者忌用；氣虛無滯者慎用。

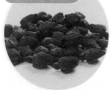

性味歸經：味甘、微苦，性溫；歸肝經、脾經。
傳統功效：有行氣解鬱、活血、止痛的功效。
現代研究：有助於促進新陳代謝。
使用禁忌：陰虛火旺者忌用。

止咳化痰藥 　✏

　　中醫認為，痰的產生主要與肺、脾兩臟有關。如果肺氣升降出入功能不暢，就會出現咳喘、痰多等症狀。脾虛運化失常，就會聚濕生痰。凡能祛痰、消痰又能止咳平喘的藥物，稱為止咳化痰藥。

川貝母

性味歸經：味苦、甘，性微寒；歸肺經、心經。

傳統功效：有清熱潤肺、化痰止咳、散結消腫的功效。

現代研究：有助於鎮咳、祛痰、平喘、抗菌、鎮靜、鎮痛、保護心血管、抗潰瘍、抗血小板凝聚等。

使用禁忌：不宜與烏頭類同用。不宜用於寒痰、濕痰的治療。脾胃虛寒者不宜。

胖大海

性味歸經：味甘，性寒；歸肺經、大腸經。

傳統功效：有清肺化痰、利咽開音、潤腸通便的功效。

現代研究：有助於收縮血管平滑肌、減輕痙攣性疼痛、促進腸蠕動、緩瀉等。

使用禁忌：脾胃虛寒及風寒感冒引起的咳嗽、咽喉腫痛、肺陰虛咳者不宜用。

枇杷葉

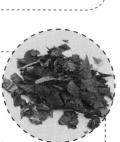

性味歸經：味苦，性微寒；歸肺經、胃經。

傳統功效：有清肺止咳、降逆止嘔的功效。（止咳宜炙用，止嘔宜生用。）

現代研究：有幫助鎮靜、抗炎、抗菌、抗潰瘍、降血糖等作用。

使用禁忌：胃寒嘔吐、風寒咳嗽者忌用。

桔梗

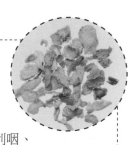

性味歸經：味苦、辛，性平；歸肺經。

傳統功效：有宣肺、利咽、祛痰、排膿的功效。

現代研究：有助於祛痰、鎮咳、降血糖、抗潰瘍、抗炎、鎮靜、鎮痛和解熱等。

使用禁忌：陰虛火旺久嗽、下虛及氣機上逆者不宜用。胃與十二指腸潰瘍者慎用。用量過多易致噁心嘔吐。

解表藥

凡以發散表邪、治療表證為主的藥物，稱為解表藥。主要用於治療惡寒發熱、頭身疼痛、無汗或有汗不暢、脈浮等外感表證，按藥性一般分為辛溫、辛涼兩類，分別適用於風寒表證和風熱表證。

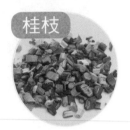
桂枝

性味歸經：味辛、甘，性溫；歸心經、肺經、膀胱經。
傳統功效：有發汗解肌、溫通經脈、助陽化氣的功效。
現代研究：有助於擴張血管、促進發汗、解熱、鎮痛、鎮靜、抗驚厥、抗炎、抗過敏、抗菌、抗病毒等。
使用禁忌：高熱、陰虛火旺、血熱妄行者忌用。孕婦及月經過多者慎用。

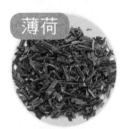
薄荷

性味歸經：味辛，性涼；歸肺經、肝經。
傳統功效：有疏散風熱、清利頭目、利咽透疹、疏肝行氣的功效。
現代研究：有助於消炎抗菌、抗過敏、止癢、鎮痛等。
使用禁忌：陰虛血燥、汗多表虛者忌用；脾胃虛寒、腹瀉便溏者慎用。

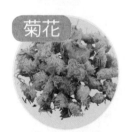
菊花

性味歸經：味辛、甘、苦，性微寒；歸肺經、肝經。
傳統功效：有疏散風熱、平肝明目、清熱解毒的功效。
現代研究：有抗菌消炎、抗病毒、解熱、降血壓等作用。
使用禁忌：氣虛胃寒者忌用；食少、泄瀉者慎服。

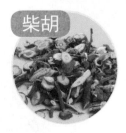
柴胡

性味歸經：味辛、苦，性微寒；歸肝經、膽經、肺經。
傳統功效：有解表退熱、疏肝解鬱、升舉陽氣的功效。
現代研究：有助於解熱、鎮靜、鎮痛、鎮咳、抗菌、抗病毒、抗炎、促進免疫功能、降血脂、降膽固醇、護肝等。
使用禁忌：真肝陽上亢及陰虛火旺者忌用。

收斂藥

　　凡具有收斂固澀作用，可斂耗散、固滑脫，用以治療各種滑脫病證為主的藥物，稱為收澀藥。主要用於因久病體虛、正氣不固、臟腑功能衰退所致的自汗盜汗、久瀉久痢、久咳虛喘等病證。

烏梅

性味歸經：味酸、澀，性平；歸肝、脾、肺、大腸經。

傳統功效：有斂肺止咳、澀腸止瀉、安蛔止痛、生津止渴的功效。

現代研究：能抑制細菌，收縮膽囊促進膽汁分泌，增強免疫。

使用禁忌：有表邪，或內有實熱、積滯者不宜使用。

蓮子

性味歸經：味甘、澀，性平；歸脾經、腎經、心經。

傳統功效：有補脾止瀉、止帶、益腎澀精、養心安神的功效。

現代研究：有助於瀉火、鎮靜、強心等。

使用禁忌：胃脹、大便祕結者忌用。

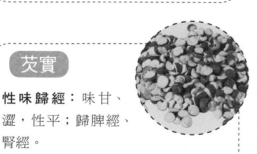

芡實

性味歸經：味甘、澀，性平；歸脾經、腎經。

傳統功效：有益腎固精、健脾止瀉、除濕止帶的功效。

現代研究：有助於消除尿蛋白、緩解慢性腎小球腎炎和慢性腸炎。

使用禁忌：食滯不化者慎服。

五味子

性味歸經：味酸、甘，性溫；歸心經、肺經、腎經。

傳統功效：有收斂固澀、益氣生津、補腎寧心的功效。

現代研究：有助於消炎、益智、增強體能耐力、增強免疫力等。

使用禁忌：外感表邪未解、內有實熱者忌用。

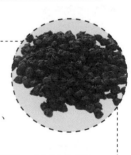

溫裡藥 /

　　凡以溫裡祛寒，用於治療裡寒證的藥物，稱為溫裡藥。這類藥材有溫暖臟腑、祛散裡寒的作用，大多味辛、性溫熱，故熱性體質者忌食，天熱時使用量也要減少。

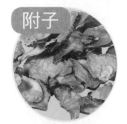

附子

性味歸經：味辛、甘，性大熱，有毒；歸心經、腎經、脾經。
傳統功效：有回陽救逆、補火助陽、散寒止痛的功效。
現代研究：有助於強心、改善血液循環、提高抗寒能力、消炎、鎮痛、鎮靜等。
使用禁忌：孕婦及陰虛陽亢者禁用。內服需經炮製。

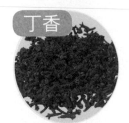

丁香

性味歸經：味辛，性溫；歸脾經、胃經、肺經、腎經。
傳統功效：有溫中降逆、散寒止痛、補腎助陽的功效。
現代研究：有抗菌、祛蟲、健胃、止痛等作用。
使用禁忌：體內有火者忌用。

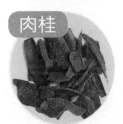

肉桂

性味歸經：味辛、甘，性大熱；歸脾經、腎經、肝經、心經。
傳統功效：有補火助陽、散寒止痛、溫經通脈的功效。
現代研究：有助於鎮靜、降溫、降血壓、健胃、殺菌、祛痰、鎮咳、利尿等。
使用禁忌：陰虛火旺者、孕婦忌用。

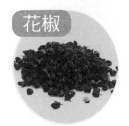

花椒

性味歸經：味辛，性溫；歸脾經、胃經、腎經。
傳統功效：有溫中止痛、殺蟲止癢的功效。
現代研究：有抑菌、殺蟲、麻醉、止痛等作用。
使用禁忌：陰虛火旺者忌用。

第15課　看懂方劑配伍與組成

　　方劑是中醫理、法、方、藥的重要組成部分，是在辨證立法的基礎上選擇藥物配伍而成，是臨床辨證論治的產物，也是臨床上針對特定病證具體用藥的治療方案。

方劑與病證、治法、中藥的關係

方劑與病證

　　任何一個方劑都含有藥物組成和適應證這兩個重要內容。「證」是疾病狀態下的機體陰陽、臟腑、氣血紊亂的綜合反映，是疾病某一階段病變的本質概括。從臨床應用而言，每一個方劑中的藥物搭配所產生的綜合功效與其所主病證的病機是互相對應的；就理論而言，對於方劑搭配原理的認識是以方證病機為基礎的。

　　方劑與其所主治病證的對應關係，被稱為「方證相應」。一個特定方劑總有與其高度適應的病證，而一個特定的病證總應有高度針對的方劑。

　　方劑是為病證而創製的，病證是方劑創製或運用的目標，任何改變方劑要素的因素也必然會改變方劑的適應病證，故方與證不可分離。方與證的關聯性高，則治療效果好；反之則治療效果差。所以，在臨床運用方劑時，一定要充分考慮不同病證之間的關聯性，然後對方劑進行相應的加減，方隨證變，隨證加減。

方劑與治法

　　方劑是在治法指導下，按照組方原則搭配適當的藥物；治法則是在辨清證候，審明病因病機的基礎上所制定的，即「方從法出」「法隨證立」。只有治法與病證相符，方劑的功用與治法相同，才能達到治病的效果。

　　方劑的功用與治法一致，則所謂「方即是法」。總而言之，治法是用方或組方的依據，方劑是實現治法的主要工具。方與法兩者之間是相互依存、密不可分的。

Q 治法有哪幾種？
　　適用於治療哪些病證？

論病之源，以內傷外感四字括之；論病之情，則以寒、熱、虛、實、表、裡、陰、陽八字統之，而論治病之法，則以汗、吐、下、和、溫、清、消、補八法盡之。

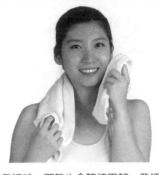

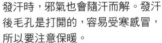

發汗時，邪氣也會隨汗而解。發汗後毛孔是打開的，容易受寒感冒，所以要注意保暖。

汗法

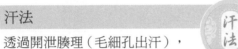

透過開泄腠理（毛細孔出汗），調暢營衛，宣發肺氣，以促進發汗，使邪氣隨汗而解的一種治療方法。

適應證：表證，如麻疹初起，疹點隱而不透，或瘡瘍初起、痢疾初起等有寒熱表證者。

注意事項：適度發汗，以通身微汗出為宜。

吐法

透過湧吐的方法，使停留在咽喉、胸膈、胃脘的痰涎、宿食或毒物從口中吐出的一類治法。

適應證：中風痰壅，宿食壅阻胃脘，毒物尚在胃中；痰涎壅盛之癲狂、喉痹等。

注意事項：吐法易傷胃氣，故體虛氣弱者、產婦、孕婦等均應慎用。

下法

透過瀉下、蕩滌、攻逐等作用，使停留於胃腸的宿食、燥濕屎、冷積、瘀血、結痰等從下竅（包含大小便）而出，以袪邪除病的一類治法。

適應證：邪在胃腸而致的大便不通、燥濕屎內結，或熱結旁流，以及停痰留飲、瘀血積水等形證俱實者。

分類：寒下、溫下、潤下、逐水、攻補兼施。

和法

透過和解或調和作用，使半表半裡之邪，或臟腑、陰陽、表裡失和之證得以解除的一類治法。

適應證：邪犯少陽、肝脾不和、腸寒胃熱、氣血營衛失和等證。

分類：和解少陽、透達膜原*、調和肝脾、疏肝和胃、分消上下、調和腸胃。

＊膜原指伏邪在體內潛伏的部位。

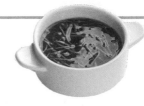

溫法

透過溫裡祛寒的作用，以治療裡寒證的一類治法。

適應證：裡寒證，或寒邪直中於裡，或陽氣受損，或素體陽氣虛弱，以致寒從中生。

分類：溫中祛寒、回陽救逆、溫經散寒。

注意事項：溫法使用不當，容易損傷人體內的津液和血液，因此血液个足或津液已經損傷的病人，不能用溫法來治療。

使用寒涼藥應避免過量，以免損傷人體陽氣。熱者寒之，就是指清法，對不同程度、不同臟腑的熱證要選用不同的清法。

清法

透過清熱、降火、解毒、涼血等作用，以清除裡熱之邪的一類治法。

適應證：裡熱證、火證、熱毒證及虛熱證等。

分類：清氣分熱、清營涼血、清熱解毒、清臟腑熱、清虛熱。

注意事項：清法雖能治療熱病，但由於所用藥物多寒涼，易損人陽氣，尤易傷脾胃之陽，所以不宜久用。

消法

透過消食導滯、行氣活血、化痰利水等方式，消除體內因氣、血、痰、水、蟲、食等久積而成的有形之邪的一種治療方法。

適應證：飲食停滯、氣滯血瘀、水濕內停、痰飲不化、疳積蟲積以及瘡瘍癰腫等病證。

注意事項：消法雖較下法緩和，但仍屬祛邪之法，對於純虛無實之證宜禁用。

補法

透過補益人體氣血陰陽之不足，以主治各種虛弱證候的一類治法。

適應證：氣虛、血虛、陽虛、陰虛、臟腑虛弱。

分類：補氣、補血、氣血雙補、補陰、補陽、陰陽並補。

注意事項：補脾、補腎在補法中比較常見。

方劑與中藥

方劑與中藥的關係可以簡單概括為「方以藥成」和「方藥異同」，是指在辨證論治的基礎上，選擇適當的中藥組成方劑，並利用藥物間相須、相使、相反、相成的關係，使組成方劑的各類藥物配伍後成為一個有機整體，發揮治療作用。整體來說，可以分為「方藥共榮」與「方藥離合」兩部分。

方藥共榮

縱觀中醫藥發展史，方劑與中藥之間往往存在著相互影響、發展、共榮的關係。根據相傳下來的本草書籍記載與中藥數量的逐步增加，以及藥性表述的變化，使方劑根據病證用藥、配伍的範圍不斷擴大，且方劑的數量也隨之增多；另一方面，隨著方劑在臨床的運用日趨成熟，對中藥功效的認識以及藥物配伍的功效也逐漸深入。

方劑產生的基礎來自對中藥功效的認識和了解，而方劑經各類藥物配伍臨床應用後，也擴大了社會大眾對中藥功效的新認識。

方藥離合*

方藥離合出自徐靈胎《醫學源流論》，試圖從性能的角度針對方藥關係做抽象解釋。「離」指的是方劑的整體功效，而不單只是各單味藥功效的簡單集合，此時方劑之中單味藥的性能已發生一定程度改變，與全方功效有較大差異，方與藥在性能上表現出差異或離散。「合」則是指方劑整體功效是其組成藥物功用的疊加或加合，此時方劑中的藥物仍保有其原本性能，方與藥的表現在效用上趨向集合。合與離分為以下兩類：

方與藥合

單味藥的功效透過組方用藥在方中得以體現，同時方中藥物基本上保留或發揮其原有的性能效用而成為全方功效的一部分，表現出方與藥在效用上的趨同或集合。例：主治三焦火毒證的方劑「黃連解毒湯」，方中黃連、黃芩、黃柏、梔子都有瀉火解毒的功效，四種藥材各有所長，黃芩清上焦之火，黃連瀉中焦之火，黃柏瀉下焦之火，梔子清瀉三焦之火，相須為用，所以全方瀉火解毒的效果顯著。

方與藥離

有不少方劑之功效並非是單味藥性能的疊加。當藥被選配到具體方劑中時，其原性能也可能發生改變，與單味藥時不一致，甚至全然不同，此即為方與藥離。例：陳皮在異功散中的作用是行氣散滯；在二陳湯中則是理氣燥濕，以助化痰；在補中益氣湯中的作用是調理氣機，助升降；在五仁丸中則是行氣通滯，以助腸降。

---

*本節參考北京中醫藥大學閻玥、謝鳴教授文章《認識方藥離合規律》一文，原載《中國中醫藥》。

方劑的組成 ∕

　　「君」「臣」「佐」「使」是中醫方劑學術語，是方藥配伍組成的基本原則。組成方劑的藥物可按其在方劑中的作用分為君藥、臣藥、佐藥、使藥。一方之中，君藥必不可缺，而臣、佐、使三藥則可依實際須要而酌情增減。

君藥

　　君藥，即在處方中對主證或主病起主要治療作用的藥物。它擔任處方的主攻，其藥力居方中之首，是組方中不可缺少的藥物。

臣藥

　　臣藥，是輔助君藥加強治療主病和主證的藥物，同時還是治療兼病、兼證的藥物。一般臣藥數量稍多於君藥，藥力以及分量輕於君藥。

佐藥

　　佐藥，一類是佐助藥，用於治療次要兼證的藥物；另一類是佐制藥，用以消除或減緩君藥、臣藥的毒性或烈性的藥物；第三種是反佐藥，即根據病情須要，使用與君藥藥性相反，而又能在治療中產生相成作用的藥物。

使藥

　　使藥，一種是做為引經藥，引方中諸藥直達病所的藥物；另一種是調和藥，即調和諸藥的作用，使其合力祛邪，如牛膝、甘草就經常作為使藥入方。使藥一般只有一至兩味，分量也較輕。

方劑的配伍

　　配伍，就是按照病情須要和藥物性能，將兩種以上的藥物組合在一起。由於藥物與藥物之間會相互作用，有些藥物會因協同作用而增進療效，但是也有些藥物可能互相對抗而抵消、削弱原有功效。方藥經過合理配伍後不會影響其正常發揮治療作用，並能明顯提高方藥治病療效。現將方劑常用 4 種配伍方法歸納如下。

相須配伍

將性能相近的藥物合用，能明顯提高原有療效，即為相須配伍。如大承氣湯中大黃配芒硝，以奏瀉熱通下作用；葛根芩連湯中黃連配黃芩，以奏清熱濕作用等。

相使配伍

將性能功效有特定共性的藥物同用，一般以一種藥為主，另一種藥為輔，輔藥能增強主藥的治療作用，並能兼治病證表現的其他方面，即為相使配伍。

相畏（相殺）配伍

即利用藥物特性消減另一種藥物的毒性或不良作用。如生半夏的毒性能被生薑減輕或消除，故稱「半夏畏生薑」；而生薑能減輕或消除生半夏的毒性，故稱「生薑殺半夏」。

相反配伍

指兩種藥物配合應用後，可能發生劇烈的毒副作用。中醫有「十八反」說法，即甘草反大戟、芫花、甘遂、海藻；烏頭反貝母、瓜蔞、半夏、白蘞、白芨；藜蘆反人參、丹參、沙參、苦參、玄參、細辛、芍藥。

方劑的劑型 ✏

　　方劑組成以後，根據病情與藥物的特點製成具有一定的型態，即為「劑型」。常見劑型有湯劑、散劑、丸劑、膏劑等，其他還有酒劑、丹劑、茶劑、露劑、栓劑、沖劑、片劑、糖漿劑、口服液、注射劑等。

湯劑

　　定義：將藥物加水浸泡後，再煎煮一定時間，去渣取汁，製成的液體劑型。

　　特點：吸收快、藥效發揮迅速，而且可以根據病情的變化隨證加減，能較全面、靈活地照顧到每個患者或各具體病變階段的特殊性，適用於病證較重或病情不穩定的患者。

膏劑

　　定義：膏劑是將藥物用水或植物油煎熬去渣而製成的劑型，有內服和外用兩種。內服膏劑有流浸膏、浸膏、煎膏三種，這裡只介紹常見的煎膏。煎膏是將藥物加水反覆煎煮，去渣濃縮後，加煉蜜或煉糖製成的半液體劑型。外用膏劑分軟膏、硬膏兩種。軟膏是將藥物細粉與適宜的基質製成具有適當稠度的半固體外用製劑；硬膏是以植物油將藥物煎至一定程度，去渣，煎至滴水成珠，加入黃丹等攪勻，冷卻製成的硬膏。

　　特點：濃度高、體積小、易保存。

散劑

　　定義：散劑是將藥物粉碎，混合均勻，製成粉末狀製劑。

　　特點：製作簡便，吸收較快，節省藥材，便於服用及攜帶。

丸劑

　　定義：丸劑是指將藥物研成細粉或煉製出藥材提取物，再加適宜的黏合劑製成球形的固體劑型。常用的丸劑有蜜丸、水丸、濃縮丸等。蜜丸是將藥物細粉用煉製的蜂蜜為黏合劑製成的丸劑；水丸是將藥物細粉用水或酒、醋、蜜水、藥汁等為黏合劑製成的小丸；濃縮丸是將藥物或方中部分藥物煎汁濃縮成膏，再與其他藥物細粉混合乾燥、粉碎，用水、蜂蜜或藥汁製成丸劑。

　　特點：丸劑與湯劑相比，吸收較慢，藥效持久，節省藥材，便於服用與攜帶。

方劑的變化

方劑的組成既有嚴格的原則性，又有極大的靈活性。臨證組方時在遵循君、臣、佐、使的原則下，要結合患者的病情、體質、年齡、性別與季節、氣候，以及生活習慣等，組成一個適當的方劑。

劑型更換的變化

指藥味、藥量不變，只更換服用劑型的一種變化形式。根據病情的輕、重、緩、急來選擇適合的劑型，原方的功效、主治沒變，只是治療作用的緩急變化。如抵當湯與抵當丸，兩方基本相同，前者用湯劑，主治下焦蓄血之重證；後者用丸劑，主治下焦蓄血之輕證。

藥物的相互代替變化

臨床應用方劑配伍的原則，主要是明確了藥物在整個方劑中的作用後，取其方劑的治法和方義。若遇到個別稀少和貴重藥材，通常可以用性味、作用相似的藥物來代替，而不影響療效。如黃連、黃芩、黃柏作用雖有所不同，但都具苦寒、清熱燥濕之性，在這方面可以相互代替；枳殼和枳實在作用上有緩急之分；人參和黨參其作用有強弱之別，在臨床上要靈活應用。

藥量加減變化

藥物的劑量決定藥力大小，因此方劑藥物不變，只增減藥量，使方中藥物的主次關係、主治、功效發生變化，甚至方名也有所不同。如小承氣湯與厚朴三物湯雖均由大黃、厚朴、枳實三藥組成，但小承氣湯以大黃四兩為君，枳實三枚為臣，厚朴二兩為佐，其功用為攻下熱結，主治大便祕結、胸腹痞滿；而厚朴三物湯則以厚朴八兩為君，枳實五枚為臣，大黃四兩為佐，其功用為行氣消滿，主治氣滯腹滿、大便不通。

藥味加減變化

方劑是由藥物組成的，藥物是決定方劑功用的主要因素。故方劑中藥味的增減，必然使方劑的功效發生變化。藥味增減變化是指一方劑在君藥、主證不變的情況下，隨著次要症狀或兼夾證的不同，增減其次要藥物，以便適應病情之變化。

第16課 了解常用治病方劑

解表劑 ✏

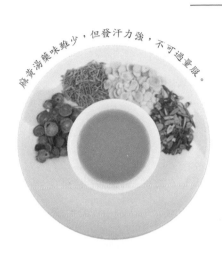

麻黃湯藥味雖少，但發汗力強，不可過量服。

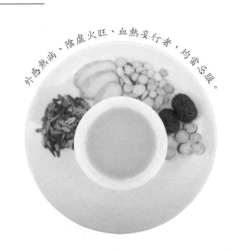

外感熱病、陰虛火旺、血熱妄行者，均當忌服。

麻黃湯

功效主治：發汗解表，宣肺平喘。本方主治外感風寒表實證（風寒重證）。症見惡寒發熱，頭身疼痛，無汗咳喘，舌苔薄而發白，脈浮緊。

隨證加減：①喘急胸悶、咳嗽痰多、表證較輕者，去桂枝，加紫蘇子、半夏用來化痰、止咳、平喘。②鼻塞流涕嚴重者，加蒼耳子、辛夷用來宣通鼻竅。③夾濕邪兼骨節痠痛者，加蒼朮、薏苡仁用來祛風除濕。

現代用法 麻黃9克，桂枝、杏仁各6克，炙甘草3克。水煎服，服用後溫覆取微汗，見效後酌減。

桂枝湯

功效主治：解肌發表，調和營衛，實表散邪，滋陰和陽。主治外感風寒表虛及營衛不和證。症見頭痛發熱，汗出惡風，苔白不渴，脈浮緩或浮弱者。

隨證加減：①惡風寒較甚者，宜加防風、淡豆豉，疏散風寒。②體質虛者，可加黃耆益氣，以扶正祛邪。

現代用法 桂枝、芍藥、生薑各9克，炙甘草6克，大棗3克。水煎服，服後啜粥，溫覆，取微汗。

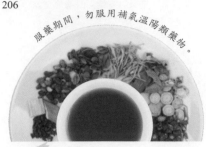

服藥期間，勿服用補氣溫陽類藥物。

現代用法

連翹5克、金銀花5克、桔梗、薄荷、牛蒡子各3克、淡竹葉、荊芥、蘆根各2克、甘草、淡豆豉各2.5克（一日飲片量30克）。

銀翹散

功效主治： 辛涼透表，清熱解毒。主治溫病初起諸證。症見發熱無汗，或有汗不暢，微惡風寒，頭痛口渴，咳嗽咽痛，舌尖紅，苔薄白或微黃，脈浮數。

隨證加減： ①傷津，加天花粉。②熱毒重，加馬勃、玄參。③衂者，熱傷血絡，去荊芥、淡豆豉，加白茅根、側柏炭、梔子炭。④肺氣上逆，加杏仁。⑤兼夾穢濁，加藿香、鬱金。

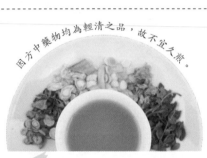

因方中藥物均為輕清之品，故不宜久煎。

現代用法

桑葉7.5克，菊花3克，杏仁、桔梗、蘆根各6克，連翹5克，薄荷、甘草各2.5克。水煎服。

桑菊飲

功效主治： 疏風清熱，宣肺止咳。主治風溫初起證。症見咳嗽，身熱不甚，口微渴，苔薄白，脈浮數者。

隨證加減： ①如「二三日不解，氣粗似喘」，是兼氣分有熱，可加石膏、知母。②肺中熱甚，咳嗽較頻，可加黃芩清肺止咳。③口渴者，加天花粉清熱生津。④肺熱咳甚傷絡，咳痰夾血者，可加茅根、藕節、牡丹皮之類，以涼血止血。

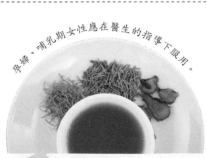

孕婦、哺乳期女性應在醫生的指導下服用。

現代用法

麻黃（去節）6克，附子（炮，去皮）9克，細辛3克。上三味，水煎服。

麻黃細辛附子湯

功效主治： 助陽解表。主治素體陽虛，外感風寒證。症見發熱，惡寒甚劇，突發聲音嘶啞，甚至失聲不語，或咽喉疼痛，舌淡苔白，脈沉無力。

隨證加減： ①陽氣虛弱而見面色蒼白、語聲低微、肢冷等，宜加人參、黃耆、附子以助陽益氣。②兼咳喘吐痰者，宜加半夏、杏仁以化痰、止咳、平喘。③兼濕滯經絡之肢體痠痛，加蒼朮、獨活以祛濕、通絡、止痛。

瀉下劑 ✎

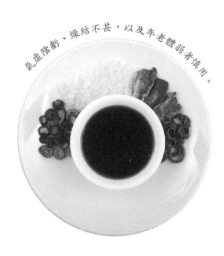

氣虛陰虧、燥結不甚，以及年老體弱者慎用。

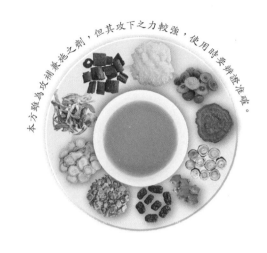

本方雖為攻補兼施之劑，但其攻下之力較強，使用時要辨證准確。

大承氣湯

👅 **功效主治**：峻下熱結。主治：①陽明腑實證。症見大便不通，頻轉矢氣，脘腹痞滿，腹痛拒按，按之則硬，甚或潮熱譫語，舌苔黃燥起刺或焦黑燥裂，脈沉實。②熱結旁流證。症見下利（腹瀉）清水，色純青，其氣臭穢，臍腹疼痛，按之堅硬有塊，口舌乾燥，脈滑實。

➕ **隨證加減**：①兼氣虛者，宜加人參補氣，以防瀉下氣脫。②兼陰津不足者，宜加玄參、生地黃等以滋陰潤燥。

現代用法
大黃、枳實各 12 克，厚朴 24 克，芒硝 9 克。水煎服，先煎厚朴、枳實，後下大黃，芒硝溶服。

黃龍湯

👅 **功效主治**：攻下通便，補氣養血。主治陽明腑實，氣血不足證。症見自利*清水，或大便祕結、腹脹滿、腹痛拒按、身熱口渴等。

➕ **隨證加減**：老年氣血虛者，去芒硝，加生白朮。

現代用法
大黃、當歸各 9 克，芒硝 12 克，枳實、人參各 6 克，厚朴、甘草、桔梗各 3 克，生薑 3 片，大棗 2 枚。水煎，芒硝溶服。

* 自利，腹瀉的一種，脾虛下利稱為「自利」。

本方含有攻下破滯之品，津虧血少者不宜常服。

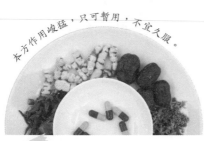

現代用法

麻子仁、大黃各 500 克，芍藥、枳實、厚朴、杏仁各 250 克。上藥為末，煉蜜為丸。每次 9 克，每日 1～2 次，溫開水送服。

麻子仁丸

🖐 **功效主治**：潤腸泄熱，行氣通便。主治胃腸燥熱，脾約便祕證。症見大便乾結，小便頻數。

➕ **隨證加減**：①痔瘡便祕者，可加桃仁、當歸以養血和血，潤腸通便。②痔瘡出血屬胃腸燥熱者，可酌加槐花、地榆以涼血止血。③燥熱傷津較甚者，可加生地黃、玄參、石斛以增液通便。

本方作用峻猛，只可暫用，不宜久服。

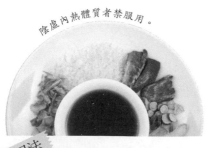

現代用法

芫花、甘遂、大戟三味等分為末，或裝入膠囊。每次服 0.5～1 克，每日 1 次，以大棗 10 枚煎湯送服，清晨空腹服。

十棗湯

🖐 **功效主治**：攻逐水飲。主治：①懸飲。症見咳唾胸脅引痛，心下痞硬脹滿，乾嘔短氣，頭痛目眩，或胸背掣痛不得息，舌苔滑，脈沉弦。②水腫。症見一身悉腫，尤以身半以下為重，腹脹喘滿，二便不利。

➕ **隨證加減**：①大便乾結者，加大黃、芒硝，以瀉下通實。②小便不利者，加澤瀉、木通，以利水滲瀉。③胸脅疼痛明顯者，加延胡索、川楝子，以行氣活血止痛。

陰虛內熱體質者禁服用。

現代用法

大黃 15 克，當歸、乾薑各 9 克，附子、人參、芒硝、甘草各 6 克。水煎服。

溫脾湯

🖐 **功效主治**：攻下冷積，溫補脾陽。主治陽虛寒積證。症見腹痛便祕，臍下絞結，繞臍不止，手足不溫，口淡不渴，苔白，脈沉弦而遲。

➕ **隨證加減**：①腹中脹痛者，加厚朴、木香以行氣止痛。②腹中冷痛者，加肉桂、吳茱萸以增強溫中祛寒之力。

清熱劑 ✏

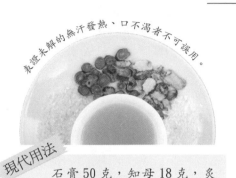

表證未解的無汗發熱、口不渴者不可誤用。

現代用法

石膏 50 克，知母 18 克，炙甘草 6 克，粳米 9 克。水煎服。

白虎湯

🖐 **功效主治**：清熱生津。主治氣分熱盛證。症見壯熱面赤，煩渴引飲，汗出惡熱，脈洪大有力。

➕ **隨證加減**：①氣血兩燔，引動肝風，見神昏譫語、抽搐者，加羚羊角、水牛角以涼肝息風。②兼陽明腑實，見神昏譫語、大便祕結、小便赤澀者，加大黃、芒硝以瀉熱攻積。

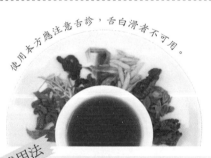

使用本方應注意舌診，舌白滑者不可用。

現代用法

犀角（水牛角代）30 克，生地黃 15 克，玄參、麥門冬、金銀花各 9 克，竹葉心 3 克，丹參、連翹各 6 克，黃連 5 克。水煎服。

清營湯

🖐 **功效主治**：清營解毒，透熱養陰。主治熱入營分證。症見身熱夜甚，神煩少寐，時有譫語，目常喜開或喜閉，口渴或不渴，斑疹隱隱，脈細數，舌絳而乾。

➕ **隨證加減**：①寸脈大，舌乾較甚者，可去黃連，以免苦燥傷陰。②熱陷心包而竅閉神昏者，可與安宮牛黃丸或至寶丹合用，以清心開竅。③營熱動風而見痙厥抽搐者，可配用紫雪，或酌加羚羊角、鉤藤、地龍以息風止痙。

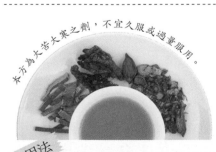

本方為大苦大寒之劑，不宜久服或過量服用。

現代用法

黃連、梔子各 9 克，黃芩、黃柏各 6 克。水煎服。

黃連解毒湯

🖐 **功效主治**：瀉火解毒。主治三焦火毒證。症見大熱煩躁，口燥咽乾；或熱病吐血、衄血；或熱甚發斑；或身熱下利；或濕熱黃疸；或小便黃赤，舌紅苔黃，脈數有力。

➕ **隨證加減**：①便祕者，加大黃以瀉下焦實熱。②吐血、衄血、發斑者，加玄參、生地黃、牡丹皮以清熱涼血。

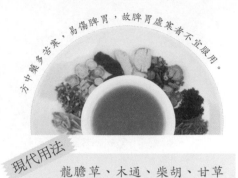

方中藥多苦寒，易傷脾胃，故脾胃虛寒者不宜服用。

現代用法

龍膽草、木通、柴胡、甘草各6克，黃芩、梔子、生地黃、車前子各9克，澤瀉12克，當歸3克。水煎服，亦可製成丸劑，每次服6～9克，每日2次。

龍膽瀉肝湯

👋 **功效主治：**清瀉肝膽實火，清利肝經濕熱。主治：①肝膽實火上炎證。症見頭痛目赤，脇痛，口苦，耳聾，耳腫，舌紅苔黃，脈弦數有力。②肝經濕熱下注證。症見陰腫，陰癢，筋痿，陰汗，小便淋濁或婦女帶下黃臭等。

➕ **隨證加減：**①肝膽實火較盛，可去木通、車前子，加黃連以助瀉火之力。②濕盛熱輕者，可去黃芩、生地黃，加滑石、薏苡仁以增強利濕之功。

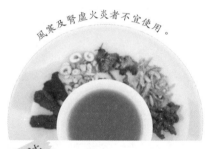

風寒及腎虛火炎者不宜使用。

現代用法

生地黃、當歸身、黃連各6克，牡丹皮、升麻各9克。做湯劑，水煎服。

清胃散

👋 **功效主治：**清胃涼血，主治胃火牙痛。症見牙痛牽引頭痛，面頰發熱，其齒喜冷惡熱，或牙宣出血，或牙齦紅腫潰爛，或唇舌腮頰腫痛、口氣熱臭、口乾舌燥、舌紅苔黃、脈滑數。

➕ **隨證加減：**①腸燥便祕，加大黃以導熱下行。②口渴飲冷，加石膏、玄參、天花粉以清熱生津。③胃火熾盛之牙衄，加牛膝導血熱下行。

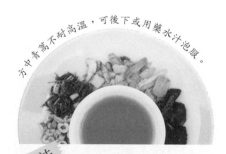

方中青蒿不耐高溫，可後下或用藥水汁泡服。

現代用法

青蒿、知母各6克，鱉甲15克，生地黃12克，牡丹皮9克。水煎服。

青蒿鱉甲湯

👋 **功效主治：**養陰透熱，主治溫病後期，邪伏陰分證。症見夜熱早涼，熱退無汗，舌紅苔少，脈細數。

➕ **隨證加減：**①暮熱早涼，汗解渴飲，可去生地黃，加天花粉以清熱生津。②兼肺陰虛，加沙參、麥門冬以滋陰潤肺。③如用於小兒夏熱，加白薇、荷梗以祛暑退熱。

和解劑

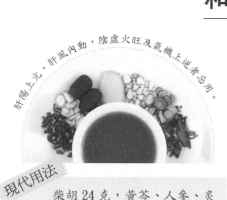

肝陽上亢，肝風內動，陰虛火旺及氣機上逆者忌用。

現代用法

柴胡 24 克，黃芩、人參、炙甘草、半夏、生薑各 9 克，大棗 4 枚。水煎服。

小柴胡湯

👐 **功效主治**：和解少陽。主治：①傷寒少陽證。症見往來寒熱，胸脇苦滿，口苦，咽乾，目眩，舌苔薄白，脈弦。②熱入血室證。症見婦人傷寒，經水適斷，寒熱發作有時。③黃疸、瘧疾以及內傷雜病而見少陽證者。

➕ **隨證加減**：①胸中煩而不嘔為熱聚於胸，去半夏、人參，加瓜蔞以清熱、理氣、寬胸。②渴者是熱傷津液，去半夏，加天花粉以止渴生津。

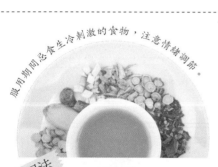

服用期間，忌食生冷刺激的食物，注意情緒調節。

現代用法

炙甘草 15 克，當歸、茯苓、芍藥、白朮、柴胡各 30 克。每服 6～9 克，煨薑、薄荷少許，共煎湯。

逍遙散

👐 **功效主治**：疏肝解鬱，養血健脾，主治肝鬱血虛脾弱證。症見兩脇作痛，頭痛目眩，口燥咽乾，神疲食少，或月經不調，乳房脹痛，脈弦而虛。

➕ **隨證加減**：①肝鬱氣滯較甚，加香附、鬱金、陳皮以疏肝解鬱。②血虛甚者，加熟地黃以養血。③肝鬱化火者，加牡丹皮、梔子以清熱涼血。

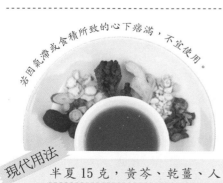

若因氣滯或食積所致的心下痞滿，不宜使用。

現代用法

半夏 15 克，黃芩、乾薑、人參、炙甘草各 9 克，黃連 3 克，大棗 4 枚。水煎服。

半夏瀉心湯

👐 **功效主治**：寒熱平調，消痞散結，主治寒熱錯雜之痞證。症見心下痞，但滿而不痛；或嘔吐，腸鳴下利，舌苔膩而微黃。

➕ **隨證加減**：①濕熱蘊積中焦，嘔甚而痞，中氣不虛，或舌苔厚膩者，可去人參、甘草、大棗、乾薑，加枳實、生薑以下氣、消痞、止嘔。②胃熱明顯者，加梔子、蒲公英，以清熱瀉火。

溫裡劑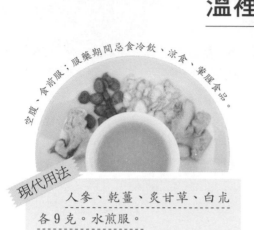

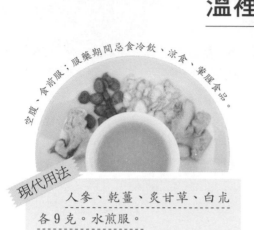

空腹、食前服；服藥期間忌食冷飲、涼食、牽腹食品。

現代用法

人參、乾薑、炙甘草、白朮各9克。水煎服。

理中湯

🖐 **功效主治**：溫中祛寒，補氣健脾。症見自利不渴，嘔吐腹痛，腹滿不食及中寒霍亂，陽虛失血，胸痛徹背，四肢不溫等。

➕ **隨證加減**：①虛寒甚者，可加附子、肉桂以增強溫陽祛寒之力。②嘔吐甚者，可加生薑、半夏以降逆和胃、止嘔。③下利甚者，可加茯苓、白扁豆以健脾止瀉。

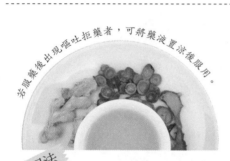

若服藥後出現嘔吐拒藥者，可將藥液置涼後服用。

現代用法

炙甘草、乾薑各6克，附子15克。水煎服。

四逆湯

🖐 **功效主治**：回陽救逆。主治心腎陽衰寒厥證。症見四肢厥逆，惡寒蜷臥，神衰欲寐，面色蒼白，腹痛下利，嘔吐不渴，舌苔白滑，脈微細。

➕ **隨證加減**：①神疲乏力者，加白朮、人參，以益氣健脾。②口乾唇燥者，加五味子、麥門冬，以滋陰養陽。③汗多者，加五味子、龍骨、牡蠣，以斂陰止汗。

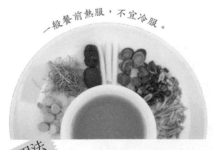

一般餐前熱服，不宜冷服。

現代用法

當歸12克，桂枝、芍藥各9克，細辛3克，炙甘草、通草各6克，大棗8枚。水煎服。

當歸四逆湯

🖐 **功效主治**：溫經散寒，養血通脈，主治血虛寒厥證。症見手足厥寒或腰、股、腿、足、肩臂疼痛，口不渴，舌淡苔白，脈沉細或細而欲絕。

➕ **隨證加減**：①治腰、股、腿、足疼痛屬血虛寒凝者，可酌加川續斷、牛膝、雞血藤、木瓜等活血祛瘀之品。②兼有水飲嘔逆者，加吳茱萸、生薑。

補益劑

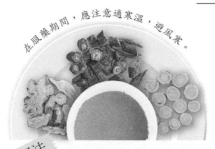

在服藥期間，應注意適寒溫，避風寒。

現代用法
防風30克，黃耆、白朮各60克。研末，每日2次，每次6～9克，大棗煎湯送服。

玉屏風散

🥣 **功效主治**：益氣固表止汗，主治表虛自汗。症見汗出惡風，面色白，舌淡苔薄白，脈浮虛。亦治虛人腠理不固（多汗），易感風邪。

➕ **隨證加減**：自汗較重者，可加浮小麥、煅牡蠣、麻黃根，以加強固表止汗之效。

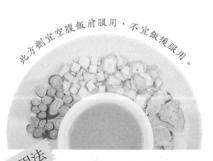

此方劑宜空腹飯前服用，不宜飯後服用。

現代用法
人參、白朮、茯苓各9克，炙甘草6克。水煎服。服時入鹽少許。

四君子湯

🥣 **功效主治**：益氣健脾，主治脾胃氣虛證。症見面色萎黃、語聲低微、氣短乏力，食少便溏，舌淡苔白，脈虛數。本方常用於慢性胃炎、胃及十二指腸潰瘍等屬脾氣虛者。

➕ **隨證加減**：①嘔吐者，加半夏以降逆止嘔。②胸膈痞滿者，加枳殼、陳皮以行氣寬胸。③心悸失眠者，加酸棗仁以寧心安神。④兼畏寒肢冷、脘腹疼痛者，加乾薑、附子以溫中祛寒。

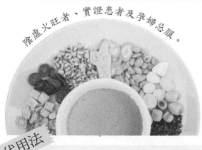

陰虛火旺者、實證患者及孕婦忌服。

現代用法
蓮子肉、薏苡仁、白扁豆、甘草各10克，砂仁、桔梗各5克，白茯苓、人參、白朮、山藥各20克。製成粉末，溫水沖服。

參苓白朮散

🥣 **功效主治**：益氣健脾，滲濕止瀉，主治脾虛濕盛證。症見飲食不化，胸脘痞悶，腸鳴泄瀉，四肢乏力，形體消瘦，面色萎黃，舌淡苔白膩，脈虛緩。

➕ **隨證加減**：若兼裡寒而腹痛者，加乾薑、肉桂以溫中止痛。

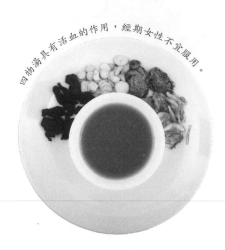

四物湯具有活血的作用，經期女性不宜服用。

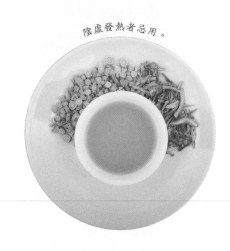

陰虛發熱者忌用。

四物湯

🥄 **功效主治**：補血調血，主治營血虛滯證。症見頭暈目眩，心悸失眠，面色無華，婦人月經不調、量少或經閉不行，臍腹作痛，甚或瘕塊硬結，舌淡，口唇、爪甲色淡，脈細弦或細澀。

➕ **隨證加減**：①兼氣虛者，加人參、黃耆，以補氣生血。②以血滯為主者，加桃仁、紅花，芍藥易為赤芍藥，以加強活血祛瘀之力。③血虛有寒者，加肉桂、炮薑、吳茱萸，以溫通血脈。④血虛有熱者，加黃芩、牡丹皮，熟地黃易為生地黃，以清熱涼血。⑤妊娠胎漏者，加阿膠、艾葉，以止血安胎。

現代用法 當歸、芍藥各9克，川芎6克，熟地黃12克。水煎服。

當歸補血湯

🥄 **主治功效**：補氣生血，主治血虛陽浮發熱證。症見肌熱面赤，煩渴欲飲，脈洪大而虛，重按無力；亦治婦人經期、產後血虛發熱頭痛；或瘡瘍潰後，久不癒合。

➕ **隨證加減**：①婦女經期、產後感冒發熱頭痛者，加葱白、淡豆豉、生薑、大棗以疏風解表。②瘡瘍久潰不癒，氣血兩虛而又餘毒未盡者，可加金銀花、甘草以清熱解毒。③血虛氣弱、出血不止者，可加煅龍骨、阿膠、山茱萸以固澀止血。

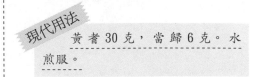

現代用法 黃耆30克，當歸6克。水煎服。

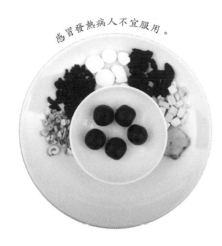

感冒發熱病人不宜服用。

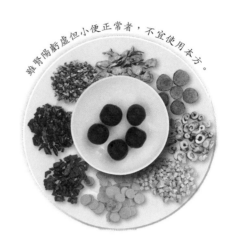

雖腎陽虧虛但小便正常者，不宜使用本方。

六味地黃丸

🥣 **功效主治**：滋補肝腎，主治肝腎陰虛證。症見腰膝痠軟，頭暈目眩，耳鳴耳聾，盜汗，遺精，消渴，骨蒸潮熱，手足心熱，口燥咽乾，牙齒動搖，足跟作痛，小便淋瀝，以及小兒囟門不合，舌紅少苔，脈沉細數。

➕ **隨證加減**：①虛火明顯者，加知母、玄參、黃柏等以加強清熱降火之功。②兼脾虛氣滯者，加白朮、砂仁、陳皮等以健脾和胃。

現代用法
熱地黃 24 克，山茱萸、山藥各 12 克，澤瀉、牡丹皮、茯苓各 9 克。水煎服。現代多為濃縮丸，每次 8 粒，每日 3 次。

腎氣丸

🥣 **功效主治**：補腎助陽，主治腎陽不足證。症見腰痛肢軟，身半以下常有冷感，少腹拘急，小便不利或小便反多，入夜尤甚，陽痿，早洩，痰飲，水腫，消渴等。

➕ **隨證加減**：①夜尿多者，宜加五味子。②小便數多，色白體羸，為真陽虧虛，宜加補骨脂、鹿茸等，以加強溫陽之力。

現代用法
乾地黃 240 克，山藥、山茱萸各 120 克，澤瀉、茯苓、牡丹皮各 90 克，桂枝、附子各 30 克。現多為濃縮丸，每次 8 粒，每日 3 次，溫水沖服。

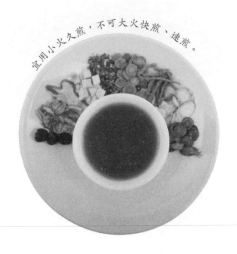

宜用小火久煎，不可大火快煎、速煎。

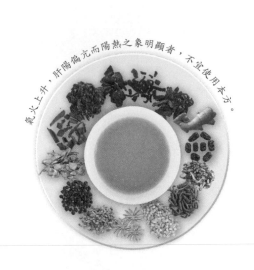

氣火上升，肝陽偏亢而陽熱之象明顯者，不宜使用本方。

歸脾湯

👅 **功效主治**：益氣補血，健脾養心。主治：①心脾氣血兩虛證。症見心悸怔忡，健忘失眠，盜汗，體倦食少，面色萎黃，舌淡，苔薄白，脈細弱。②脾不統血證。症見便血，皮下紫癜（紫斑出血），婦女崩漏，月經超前，量多色淡，或淋漓不止，舌淡，脈細弱。

➕ **隨證加減**：①崩漏下血偏寒者，可加艾葉炭、炮薑炭，以溫經止血。②偏熱者，加生地炭、阿膠珠、棕櫚炭，以清熱止血。

現代用法

白朮、當歸、茯苓、黃耆、遠志、龍眼肉、酸棗仁、人參各3克，木香1.5克，炙甘草1克。加生薑、大棗，水煎服。

地黃飲子

👅 **功效主治**：滋腎陰，補腎陽，開竅化痰。主治下元虛衰，痰濁上泛之喑痱證。症見舌強不能言，足廢不能用，口乾不欲飲，足冷面赤，脈沉細弱。臨床常用於晚期高血壓、腦動脈硬化、腦中風後遺症等慢性疾病過程中出現的陰陽兩虛。

➕ **隨證加減**：①屬痱而無喑者*，減去菖蒲、遠志等宣通開竅之品。②喑痱以陰虛為主，痰火偏盛者，去附子、肉桂，酌加川貝母、竹瀝、膽南星、天竺黃等清熱化痰。

現代用法

熟地黃12克，巴戟天、山茱萸、石斛、肉蓯蓉、附子、五味子、肉桂、茯苓、麥門冬、菖蒲、遠志各15克。加生薑、大棗，水煎服。

＊喑：是指語言不利或不能言；痱，是指四肢癱瘓不能運動。

固澀劑

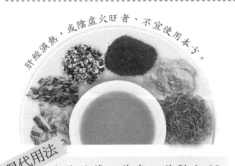

若為陰虛火旺所致之盜汗，或陽虛欲脫者，不宜使用本方。

現代用法

黃耆、麻黃根、牡蠣各30克。共為粗散，每服9克，加浮小麥30克，水煎溫服，亦做湯劑。

牡蠣散

功效主治：斂陰止汗，益氣固表。主治體虛自汗、盜汗證。症見常自汗出，夜臥更甚，心悸驚惕，短氣煩倦，舌淡紅，脈細弱。

隨證加減：①氣虛明顯者，可加人參、白朮以益氣。②偏於陰虛者，可加生地黃、芍藥以養陰。③自汗應重用黃耆以固表。④盜汗重者可再加糯稻根以止汗。

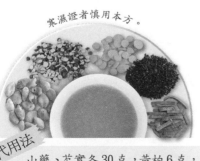

肝經濕熱，或陰虛火旺者，不宜使用本方。

現代用法

沙苑蒺藜、芡實、蓮鬚各60克，龍骨、牡蠣各30克。共為細末，以蓮子粉糊丸，每服9克，每日2～3次，空腹淡鹽湯送下。亦做湯劑，用量酌減。

金鎖固精丸

功效主治：澀精補腎。主治腎虛不固之遺精。症見遺精滑洩、神疲乏力、四肢痠軟、腰痛、耳鳴。

隨證加減：①大便乾結者，可加熟地黃、肉蓯蓉以補精血而通大便。②大便溏泄者，加補骨脂、菟絲子、五味子以補腎固澀。

寒濕證者慎用本方。

現代用法

山藥、芡實各30克，黃柏6克，車前子3克，白果12克。水煎服。

易黃湯

功效主治：固腎止帶，清熱祛濕，主治腎虛濕熱帶下。症見帶下黏稠量多，色黃如濃茶色，味臭穢，舌紅、苔黃膩。

隨證加減：①濕甚者，加土茯苓、薏苡仁以祛濕。②熱甚者，可加苦參、敗醬草、蒲公英以清熱解毒。③帶下不止，加雞冠花以止帶。

安神劑

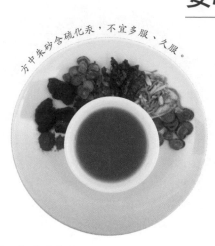

方中朱砂含硫化汞，不宜多服、久服。

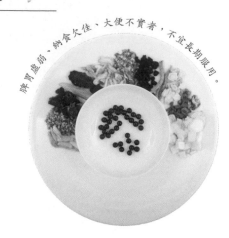

脾胃虛弱、納食欠佳、大便不實者，不宜長期服用。

朱砂安神丸

🍵 **功效主治**：鎮心安神，清熱養血。主治心火亢盛，陰血不足證。症見失眠多夢，驚悸怔忡，心煩神亂，或胸中懊憹*，舌尖紅，脈細數。

➕ **隨證加減**：①若胸中煩熱較甚，加梔子、蓮子心以增強清心除煩之力。②兼驚恐，宜加龍骨、牡蠣以鎮驚安神。③失眠多夢者，可加酸棗仁、柏子仁以養心安神。

現代用法

朱砂 15 克，黃連 18 克，炙甘草 16.5 克，生地黃 4.5 克，當歸 7.5 克。上藥研末，煉蜜為丸，每次 6～9 克，臨睡前溫開水送服，亦可做湯劑，用量按原方比例酌減，朱砂研細末水飛*，以藥湯送服。

天王補心丹

🍵 **功效主治**：滋陰清熱，養血安神。主治陰虛血少，神志不安證。症見心悸怔忡，虛煩失眠，神疲健忘，或夢遺，手足心熱，口舌生瘡，大便乾結，舌紅少苔，脈細數。

➕ **隨證加減**：①失眠重者，可酌加龍骨、磁石以重鎮安神。②心悸怔忡甚者，可酌加龍眼肉、夜交藤以增強養心安神之功。③遺精者，可酌加金櫻子、煅牡蠣以固腎澀精。

現代用法

人參、茯苓、玄參、丹參、桔梗、遠志各 15 克，當歸、五味子、麥門冬、天門冬、柏子仁、酸棗仁各 30 克，生地黃 120 克。上藥共為細末，煉蜜為小丸，用朱砂水飛 9～15 克為衣，每服 6～9 克，溫開水送下。

---

* 懊憹，中醫術語，意思為胸膈間有一種燒灼嘈雜感的症狀。
* 水飛，中藥學術語，中藥炮製法。是利用粗細粉末在水中懸浮性不同，將不溶於水的藥材與水共研製成極細粉末的方法。

開竅劑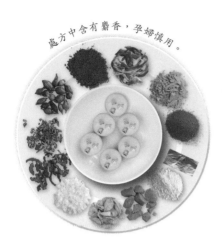

處方中含有麝香，孕婦慎用。

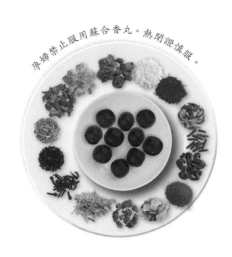

孕婦禁止服用蘇合香丸。熱閉證慎服。

安宮牛黃丸

🐾 **功效主治**：清熱解毒，鎮驚開竅。主治邪熱內陷心包證，症見高熱驚厥，煩躁，神昏譫語，肢厥，舌紅或絳，脈數而有力。亦治中風昏迷，小兒因邪熱內閉而致驚厥者。

➕ **隨證加減**：①溫病初起，邪在肺衛，迅即逆傳心包者，可用金銀花、薄荷或銀翹散煎湯送服本方，以增強清熱透解作用。②邪陷心包，兼有腑實，症見神昏舌短、大便祕結、飲不解渴者，宜開竅與攻下並用。

現代用法

> 牛黃、鬱金、水牛角濃縮粉、黃連、黃芩、山梔、朱砂、雄黃各30克，冰片、人工麝香各7.5克，珍珠15克。上為極細粉，煉蜜為丸，每丸3克，金箔為衣。

蘇合香丸

🐾 **功效主治**：芳香開竅，行氣止痛。主治寒閉證。症見突然昏倒，牙關緊閉，不省人事，苔白，脈遲；亦治心腹卒痛，甚則昏厥，屬寒凝氣滯者以及中暑、心胃氣痛。

➕ **隨證加減**：①氣虛者，加人參、山藥，以補氣益正。②陽虛者，加乾薑、桂枝，以溫陽散寒。③神志不安者，加遠志、菖蒲，以開竅醒神。

現代用法

> 蘇合香、冰片、乳香各30克，人工麝香、安息香、青木香、香附、白檀香、丁香、沉香、白朮、訶子、朱砂＊、水牛角濃縮粉各60克。共為末，煉蜜為丸。

＊目前台灣已列入禁用藥。

理血劑

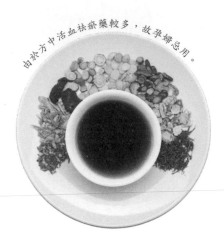

由於方中活血祛瘀藥較多，故孕婦忌用。

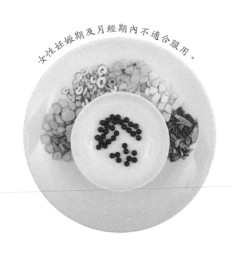

女性妊娠期及月經期內不適合服用。

血府逐瘀湯

👌 **功效主治**：活血化瘀，行氣止痛，主治胸中血瘀證。症見胸痛，頭痛，日久不癒，或呃逆日久不止，或飲水即嗆，乾嘔，或心悸怔忡，失眠多夢，急躁易怒，入暮潮熱，唇暗或兩目暗黑，舌質暗紅，或舌有瘀斑、瘀點，脈澀或弦緊。

➕ **隨證加減**：①瘀痛入絡，可加全蠍、蜈蚣、地龍、三棱、莪朮等以破血通絡。②氣機鬱滯較重，加川楝子、香附、青皮等以疏肝理氣。

現代用法

桃仁12克，紅花、當歸、生地黃、牛膝各9克，川芎、桔梗各4.5克，赤芍藥、枳殼、甘草各6克，柴胡3克。水煎服。

桂枝茯苓丸

👌 **功效主治**：活血化瘀，緩消癥塊，主治瘀阻胞宮證。症見婦人素有癥塊，妊娠漏下不止，血色紫黑晦暗，腹痛拒按，或經閉腹痛，或產後惡露不盡而腹痛拒按者，舌質紫暗或有瘀點，脈沉澀。

➕ **隨證加減**：①瘀血阻滯較甚，可加丹參、川芎等以活血祛瘀。②疼痛劇烈者，宜加玄胡、沒藥、乳香等以活血止痛。③氣滯者加香附、陳皮等以理氣行滯。

現代用法

桂枝、茯苓、牡丹皮、桃仁、芍藥各9克。共為末，煉蜜和丸，每日服3～5克。

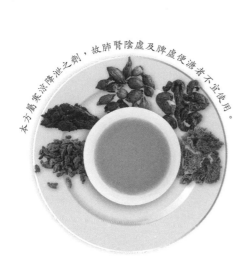

本方屬寒涼降泄之劑，故肺腎陰虛及脾虛便溏者不宜使用。

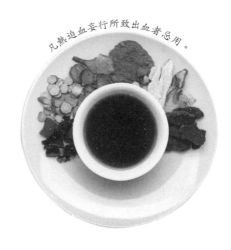

凡熱迫血妄行所致出血者忌用。

咳血方

🖐 **功效主治**：清肝寧肺，涼血止血，主治肝火犯肺之咳血證。症見咳嗽痰稠帶血，咯吐不爽，心煩易怒，胸脇作痛，咽乾口苦，頰赤便祕，舌紅苔黃，脈弦數。

➕ **隨證加減**：①火熱傷陰者，可酌加沙參、麥門冬等以清肺養陰。②咳甚痰多者，可加川貝、天竺黃、枇杷葉等以清肺化痰。③本方去訶子、海浮石，加青蒿、牡丹皮，治療鼻出血，亦有較好療效。

現代用法

青黛、訶子各6克，瓜蔞仁、海浮石、梔子各9克。共研末為丸，每服9克。亦可做湯劑，水煎服，用量按原方比例酌定。

黃土湯

🖐 **功效主治**：溫陽健脾，養血止血，主治脾陽不足，脾不統血證。症見大便下血、先便後血，以及吐血，衄血，崩漏，血色暗淡，四肢不溫，面色萎黃，舌淡苔白，脈沉細無力。

➕ **隨證加減**：①出血多者，可酌加三七、白芨等以止血。②氣虛甚者，可加人參以益氣攝血。③胃納較差者，阿膠可改為阿膠珠，以減其滋膩之性。④脾胃虛寒較甚者，可加炮薑炭以溫中止血。

現代用法

甘草、乾地黃、白朮、附子（炮）、阿膠、黃芩各9克，灶心黃土（即伏龍肝）30克。先將灶心黃土水煎，過濾取湯，再煎餘藥，阿膠烊化沖服。

理氣劑

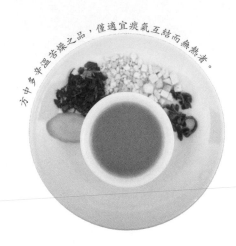

方中多辛溫苦燥之品，僅適宜痰氣互結而無熱者。

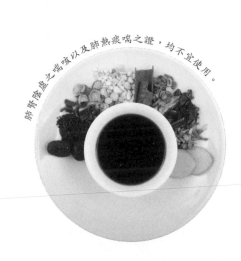

肺腎陰虛之乾咳以及肺熱痰喘之證，均不宜使用。

半夏厚朴湯

🥣 **主治功效**：行氣散結，降逆化痰，主治梅核氣。症見咽中如有物阻，咯吐不出，吞嚥不下，胸膈滿悶，或咳或嘔，舌苔白潤或白滑，脈弦緩或弦滑。

➕ **隨證加減**：①氣鬱較甚者，可酌加香附、鬱金助行氣解鬱之功。②脅肋疼痛者，酌加川楝子、玄胡以疏肝理氣。③咽痛者，酌加玄參、桔梗以解毒散結，宣肺利咽。

現代用法　厚朴9克，茯苓、半夏各12克，生薑15克，蘇葉6克。水煎服。

蘇子降氣湯

🥣 **功效主治**：降氣平喘，祛痰止咳，主治上實下虛喘咳證。症見痰涎壅盛，胸膈滿悶，喘咳短氣，呼多吸少，或腰疼腳弱，肢體倦怠，或肢體浮腫，舌苔白滑或白膩，脈弦滑。

➕ **隨證加減**：①痰涎壅盛，喘咳氣逆難臥者，可酌加沉香以加強其降氣平喘之功。②兼表證者，可酌加麻黃、杏仁以宣肺平喘，疏散外邪。③兼氣虛者，可酌加人參等益氣。

現代用法　紫蘇子、半夏各75克，當歸45克，甘草60克，前胡、厚朴各30克，肉桂45克（一方有陳皮45克），加生薑2片，大棗1枚，蘇葉2克。水煎服。

治風劑

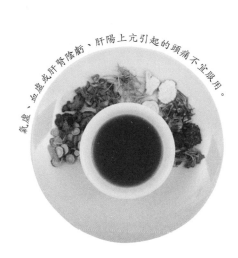

氣虛、血虛或肝腎陰虧、肝陽上亢引起的頭痛不宜服用。

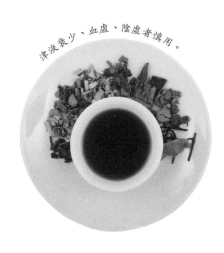

津液衰少、血虛、陰虛者慎用。

川芎茶調散

🦄 **功效主治**：疏風止痛，主治外感風邪頭痛。症見偏頭痛，或巔頂（頭頂）作痛，目眩鼻塞，惡寒發熱，舌苔薄白，脈浮。

➕ **隨證加減**：①外感風寒頭痛，宜減薄荷用量，酌加蘇葉、生薑以加強祛風散寒之功。②外感風熱頭痛，加菊花、僵蠶、蔓荊子以疏散風熱。③外感風濕頭痛，加蒼朮、藁本以散風祛濕。④頭風頭痛，宜重用川芎，並酌加桃仁、紅花、全蠍、地龍等以活血祛瘀，疏風通絡。

現代用法
薄荷 240 克，川芎、荊芥各 120 克，細辛 30 克，防風 45 克，白芷、羌活、炙甘草各 60 克。共為細末，每次 6 克，每日 2 次，飯後清茶調服。亦可做湯劑，用量按原方比例酌減。

天麻鉤藤飲

🦄 **功效主治**：平肝息風，清熱活血，補益肝腎，主治肝陽偏亢，肝風上擾證。症見頭痛，眩暈，失眠多夢，或口苦面紅，舌紅苔黃，脈弦或數。

➕ **隨證加減**：①眩暈頭痛劇者，可酌加羚羊角、龍骨、牡蠣等，以增強平肝潛陽息風之力。②肝火盛、口苦面赤、心煩易怒者，加龍膽草、夏枯草，以加強清肝瀉火之功。③脈弦而細者，宜加生地黃、枸杞子、何首烏以滋補肝腎。

現代用法
天麻、梔子、黃芩、杜仲、益母草、桑寄生、夜交藤、茯神各 9 克，鉤藤、川牛膝各 12 克，石決明 18 克。水煎服。

祛濕劑

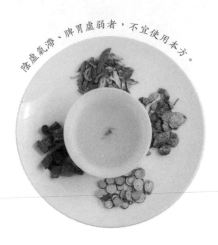

陰虛氣滯、脾胃虛弱者，不宜使用本方。

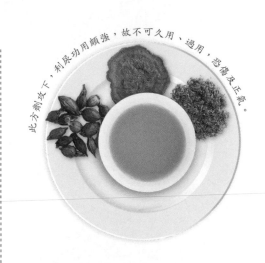

此方剽攻下，利尿功用頗強，故不可久用、過用，恐傷及正氣。

平胃散

🐸 **功效主治**：燥濕運脾，行氣和胃，主治濕滯脾胃證。症見脘腹脹滿，不思飲食，口淡無味，噁心嘔吐，噯氣吞酸，肢體沉重，怠惰嗜臥，常多自利，舌苔白膩而厚，脈緩。

➕ **隨證加減**：①證屬濕熱者，宜加黃連、黃芩以清熱燥濕。②屬寒濕者，宜加乾薑、草豆蔻以溫化寒濕。③濕盛泄瀉者，宜加茯苓、澤瀉以利濕止瀉。

現代用法

蒼朮120克，厚朴90克，陳皮60克，炙甘草30克。共為細末，每服4～6克，生薑大棗煎湯送下，或做湯劑，水煎服，用量按原方比例酌減。

茵陳蒿湯

🐸 **功效主治**：利濕退黃，主治濕熱黃疸。症見一身面目俱黃，黃色鮮明，發熱，無汗，或頭汗出，口渴欲飲，噁心嘔吐，腹微滿，小便短赤，大便不爽或秘結，舌紅苔黃膩，脈沉數或滑數有力。

➕ **隨證加減**：①濕重於熱者，可加茯苓、澤瀉、豬苓以利水滲濕。②熱重於濕者，可加黃柏、龍膽草以清熱祛濕。③脅痛明顯者，可加柴胡、川楝子以疏肝理氣。

現代用法

茵陳18克，梔子12克，大黃6克。水煎服。

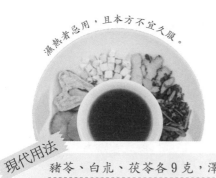

濕熱者忌用，且本方不宜久服。

現代用法

豬苓、白朮、茯苓各9克，澤瀉15克，桂枝6克。散劑，每服6～10克；湯劑，水煎服。

五苓散

🖐 **功效主治**：利水滲濕，溫陽化氣，主治膀胱氣化不利之蓄水證。症見小便不利，頭痛微熱，煩渴欲飲，甚則水入即吐，或臍下動悸，吐涎沫而頭目眩暈，或短氣而咳，或水腫，泄瀉，舌苔白，脈浮或浮數。

➕ **隨證加減**：①水腫兼有表證者，可與越婢湯*合用。②水濕壅盛者，可與五皮散*合用。③疏散泄瀉偏於熱者，須去桂枝，可加車前子、木通以利水清熱。

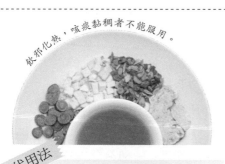

飲邪化熱，咳痰黏稠者不能服用。

現代用法

茯苓12克，桂枝9克，白朮、炙甘草各6克。水煎服。

苓桂朮甘湯

🖐 **功效主治**：溫陽化飲，健脾利濕，主治中陽不足之痰飲。症見胸脅支滿，目眩心悸，短氣而咳，舌苔白滑，脈弦滑或沉緊。

➕ **隨證加減**：①咳嗽痰多者，加半夏、陳皮以燥濕化痰。②心下痞或腹中有水聲者，可加枳實、生薑以消痰散水。

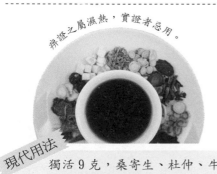

痹證之屬濕熱、實證者忌用。

現代用法

獨活9克，桑寄生、杜仲、牛膝、細辛、秦艽、茯苓、肉桂心、防風、川芎、人參、甘草、當歸、芍藥、乾地黃各6克。水煎服。

獨活寄生湯

🖐 **功效主治**：祛風濕，止痹痛，益肝腎，補氣血。主治痹證日久，肝腎兩虛，氣血不足證。症見腰膝疼痛，肢節屈伸不利，或麻木不仁，心悸氣短，舌淡苔白，脈細弱。

➕ **隨證加減**：①痹證疼痛較劇者，可酌加制川烏、制草烏、白花蛇等以疏風通絡，活血止痛。②寒邪偏盛者，酌加附子、乾薑以溫陽散寒。③濕邪偏盛者，去地黃，酌加防己、薏苡仁、蒼朮以祛濕消腫。

＊越婢湯，有疏風解表、宣肺利水之功效，主治風水證。

＊五皮飲，有利水消腫、理氣健脾之功效。

祛痰劑

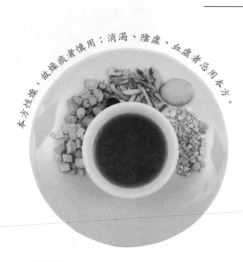

本方性燥，故燥痰者慎用；消渴、陰虛、血虛者忌用本方。

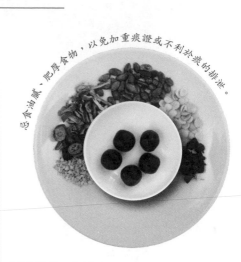

忌食油膩、肥厚食物，以免加重痰證或不利祛痰的排泄。

二陳湯

🌑 **功效主治**：燥濕化痰，理氣和中，主治濕痰證。症見咳嗽痰多，色白易咯，噁心嘔吐，胸膈痞悶，肢體困重，或頭眩心悸，舌苔白滑或膩，脈滑。

➕ **隨證加減**：①治濕痰，可加蒼朮、厚朴以增燥濕化痰之力。②治熱痰，可加膽南星、瓜蔞以清熱化痰。③治寒痰，可加乾薑、細辛以溫化寒痰。④治風痰眩暈，可加天麻、僵蠶以化痰息風。

現代用法

半夏、橘紅各15克，茯苓9克，炙甘草4.5克，加生薑7片，烏梅1個。水煎溫服。

清氣化痰丸

🌑 **功效主治**：清熱化痰，理氣止咳，主治痰熱咳嗽。症見咳嗽氣喘，咳痰黃稠，胸痛痞滿，甚則氣急嘔噁，煩躁不寧，舌質紅、苔黃膩，脈滑數。

➕ **隨證加減**：①痰多氣急者，可加魚腥草、桑白皮。②噁心嘔吐明顯者，加竹茹。

現代用法

陳皮、杏仁、枳實、黃芩、瓜蔞仁、茯苓各30克，膽南星、制半夏各45克。以上8味，除瓜蔞仁外，其餘7味藥粉碎成細粉，與瓜蔞仁混勻、過篩。另取生薑100克，搗碎加水適量，壓榨取汁，與上述粉末泛丸，乾燥即得。每服6～9克，1日2次，小兒酌減。亦可做湯劑，加生薑水煎服，用量按原方比例酌減。

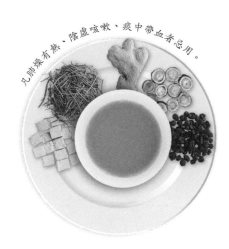

凡肺燥有熱、陰虛咳嗽、痰中帶血者忌用。

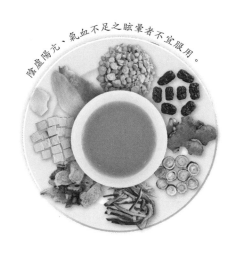

陰虛陽亢、氣血不足之眩暈者不宜服用。

苓甘五味薑辛湯

🥄 **功效主治**：溫肺化飲，主治寒飲咳嗽。症見咳痰量多，清稀色白，或喜唾涎沫，胸滿不舒，舌苔白滑，脈弦滑。

➕ **隨證加減**：①痰多欲嘔者，加半夏以溫化寒痰，降逆止嘔。②咳甚喘急者，加杏仁、厚朴以降氣止咳。③脾虛食少者，可加人參、白朮、陳皮等以益氣健脾。

現代用法

茯苓12克，甘草、乾薑各9克，細辛、五味子各5克。水煎溫服。

半夏白朮天麻湯

🥄 **功效主治**：化痰息風，健脾祛濕，主治風痰上擾證。症見眩暈，頭痛，胸膈痞悶，噁心嘔吐，舌苔白膩，脈弦滑。

➕ **隨證加減**：①眩暈較甚者，可加僵蠶、膽南星等以加強化痰息風之力。②頭痛甚者，加蔓荊子等以祛風止痛。③嘔吐甚者，加代赭石、旋覆花以鎮逆止嘔。④濕痰偏盛、舌苔白滑者，可加澤瀉、桂枝以滲濕化飲。

現代用法

半夏4.5克，天麻、茯苓、橘紅各3克，白朮9克，甘草1.5克。加生薑1片，大棗2枚。水煎服。

治燥劑

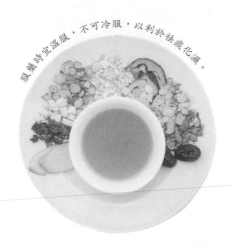

服藥時宜溫服，不可冷服，以利於祛痰化濕。

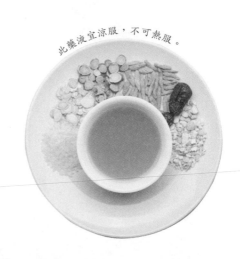

此藥液宜涼服，不可熱服。

杏蘇散

🥣 **功效主治：**輕宣涼燥，理肺化痰，主治外感涼燥證。症見惡寒無汗，頭微痛，咳嗽痰稀，鼻塞咽乾，苔白脈弦。

➕ **隨證加減：**①無汗，脈弦甚或緊，加羌活以解表發汗。②汗後咳不止，去蘇葉，加蘇梗以降肺氣。③兼泄瀉腹滿者，加蒼朮、厚朴以化濕除滿。④頭痛兼眉棱骨痛者，加白芷以祛風止痛。⑤熱甚者，加黃芩以清解肺熱。

現代用法

　蘇葉、杏仁、半夏、茯苓、前胡各9克，桔梗、枳殼、橘皮各6克，甘草3克，大棗3枚。水煎服。

麥門冬湯

🥣 **功效主治：**清養肺胃，降逆下氣。主治：①虛熱肺痿。症見咳嗽氣喘，咽喉不利，咳痰不爽，或咳唾涎沫，口乾咽燥，手足心熱，舌紅少苔，脈虛數。②胃陰不足證。症見嘔吐，納少，呃逆，口渴咽乾，舌紅少苔，脈虛數。

➕ **隨證加減：**①津傷甚者，可加沙參、玉竹以養陰液。②陰虛胃痛、脘腹灼熱者，可加石斛、白芍以增加養陰益胃、止痛之功。

現代用法

　麥門冬42克，半夏6克，人參9克，甘草、粳米各3克，大棗4枚。水煎服。

祛暑劑

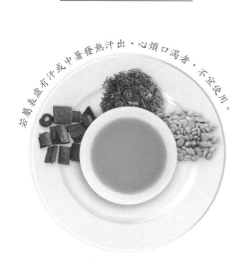

若膚表盛有汗或中暑發熱汗出、心煩口渴者，不宜使用。

香薷散

🖐 **功效主治**：祛暑解表，化濕和中，主治陰暑。症見惡寒發熱，頭痛身重，無汗，腹痛吐瀉，胸脘痞悶，舌苔白膩，脈浮。常用於夏季感冒、急性胃腸炎等屬外感風寒夾濕者。

➕ **隨證加減**：①兼內熱者，加黃連以清熱。②濕盛於裡者，加茯苓、甘草以利濕和中。③素體脾虛，中氣不足者，加人參、黃耆、白朮以益氣健脾。

現代用法

香薷500克，白扁豆、厚朴各250克。水煎服，或加酒少量同煎，用量按原方比例酌減。

消食劑

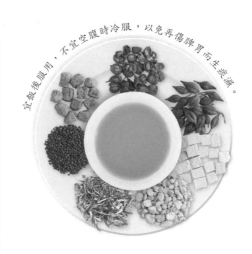

宜飯後服用，不宜空腹時冷服，以免再傷脾胃而生痰濕。

保和丸

🖐 **功效主治**：消食和胃，主治食滯胃脘證。症見脘腹脹滿，噯腐吞酸，厭食，嘔吐，或大便黏濁，苔黃厚膩，脈滑。常用於急慢性胃炎、急慢性腸炎、消化不良、嬰幼兒腹瀉等屬食積內停者。

➕ **隨證加減**：①食積較重者，可加枳實、檳榔。②苔黃脈數者，可加黃連、黃芩。③大便祕結者，加大黃。④兼脾虛者，加白朮。

現代用法

山楂300克，神麴、半夏、茯苓各100克，陳皮、連翹、萊菔子、麥芽各50克。共為末，水泛為丸，溫開水送下。亦可水煎服，用量按原方比例酌減。

驅蟲劑 ✏

服藥期間，忌進食生冷及不易消化的食物。

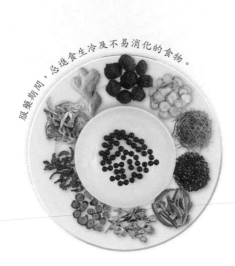

烏梅丸

🥣 **功效主治**：緩肝調中，清上溫下，主治蛔厥，久痢，厥陰頭痛。症見腹痛下痢、巔頂頭痛、躁煩嘔吐、手足厥冷。

➕ **隨證加減**：①可酌加使君子、苦楝根皮、榧子、檳榔等以增強驅蟲作用。②熱重，去附子、乾薑。③寒重，減黃連、黃柏。

現代用法

烏梅、黃連各 480 克，細辛、附子、桂枝、人參、黃柏各 180 克，乾薑 300 克，當歸、蜀椒各 120 克。製丸，每服 9 克，日服 2～3 次，空腹溫開水送下。

湧吐劑 ✏

方中瓜蒂苦寒有毒，易於傷氣敗胃，非形氣俱實者慎用。

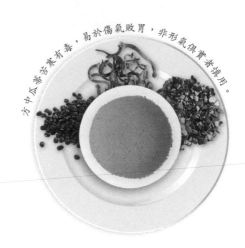

瓜蒂散

🥣 **功效主治**：湧吐痰涎宿食，主治痰涎宿食、壅滯胸脘證。症見胸中痞硬、懊憹不安、欲吐不出、氣上衝咽喉不得息、寸脈微浮者。具有催吐、抗炎作用。

➕ **隨證加減**：①胸悶明顯者，加枳實、柴胡，以理氣和中。②氣逆明顯者，加陳皮、竹茹，以降逆化濕。③氣虛者，加人參或黨參、白朮，以益氣補虛。

現代用法

瓜蒂、赤小豆各 3 克。將上藥研細末和勻，每服 1～3 克，用淡豆豉 9 克煎湯送服。

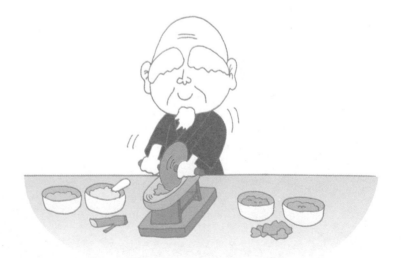

辨證
治療

常見病

感冒

頭痛

咳嗽

預防
調養

第四章

常見病辨證治療，
求醫不如求己

　　掌握了中醫治病的基礎理論知識、病因病機，以及中醫診斷疾病的方法、中藥和方劑學相關知識，在日常生活中，遇到感冒、頭痛、咳嗽等常見病時，就可以在中醫的辨證施治精神指導下，運用中醫理論知識來治療疾病。須要注意的是，本章中提到的中成藥僅供參考，實際使用時，仍須按醫師指示服用。

第 17 課　常見小病小痛有妙招

感冒

　　感冒是常見的外感疾病，可表現為鼻塞、流涕、打噴嚏、咳嗽、頭痛、惡寒、發熱、全身不適等。一年四季均可能發病，尤以冬春兩季多見。

風寒型

主要症狀：惡寒無汗，頭身疼痛，流清涕，咽喉癢，咳嗽，痰白等。

治法：疏風散寒，解表清熱。

暑濕型

主要症狀：噁心，嘔吐，身熱出汗，乏力，口渴喜飲，小便不利等。

治法：解表化濕，理氣和中。

風熱型

主要症狀：發熱較重而畏寒輕，流黃涕，咳黃痰，頭痛，四肢痠痛，咽喉腫痛等。

治法：疏風清熱，宣肺止咳。

體虛型

主要症狀：反覆感冒，或感冒後康復期較長。

治法：益氣，固表，止汗。

預防調養　多吃富含維生素 C 的蔬果，比如黃瓜、苦瓜、茄子、生菜、白菜、番茄、奇異果、柳丁、橘子、柚子等，以增強免疫力。

頭痛

頭痛是臨床常見的自覺症狀，可單獨出現，也可見於多種疾病的發展過程中。頭為「諸陽之會」，許多經絡皆循行至頭面部，所以導致頭痛的原因很多，治療的時候須要辨證施治。

風寒型

主要症狀：頭痛以前額、太陽穴區為主，常牽連頸項部伴有拘緊感，遇風寒時會加重。

治法：疏風散寒，溫經通絡。

風熱型

主要症狀：頭痛發脹，時感灼痛，遇熱時增重，甚則頭痛如裂。

治法：清熱瀉火，散風止痛。

肝陽上亢型

主要症狀：頭痛目眩，心煩易怒，心煩不寧，失眠，面紅口苦。

治法：清熱平肝，降逆止痛。

痰濁阻遏型

主要症狀：頭痛昏蒙，胸脘滿悶，嘔噁痰涎，苔白膩，脈滑或弦滑。

治法：健脾祛濕，化痰息風。

預防調養　經常按摩頭部，能有效預防頭痛症狀的發生，還能緩解頭痛症狀。

咳嗽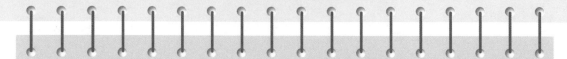

　　咳嗽分為外感咳嗽和內傷咳嗽。外感咳嗽起病急、病程短，多見於感冒、急性上呼吸道感染、氣管炎等病症；內傷咳嗽起病緩、病程長，多見於慢性氣管炎、支氣管擴張等病症。

外感咳嗽

風寒襲肺

主要症狀：咽癢，咳嗽聲重，氣急，咯痰稀薄、色白。

治法：疏風散寒，宣肺止咳。

風熱犯肺

主要症狀：咳嗽頻劇，喉燥咽痛，咯痰不爽，痰黏稠或稠黃。

治法：疏風清熱，宣肺止咳。

風燥傷肺

主要症狀：喉癢乾咳，咽喉乾痛，鼻乾燥。

治法：疏風清肺，潤燥止咳。

內傷咳嗽

痰濕蘊肺

主要症狀：咳嗽反覆發作，咳聲重濁，胸悶氣憋，痰多，痰黏膩或稠厚。

治法：燥濕化痰，理氣止咳。

痰熱鬱肺

主要症狀：咳嗽氣息粗促，或喉中有痰聲，痰多質黏稠，咯吐不爽。

治法：清熱肅肺，豁痰止咳。

預防調養

1.居處環境要保持空氣流通，室內要經常開窗通風。

2.禁止吸菸。

3.避免吃過甜、過鹹、油膩、生冷、辛辣等刺激性食物。

失眠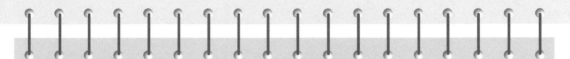

　　失眠的型態有很多種，難以入睡、眠淺易醒等均會導致睡眠質與量不足。失眠多由情志、飲食內傷，以及病後、年邁、稟賦不足、心虛膽怯等因素引起。

心脾兩虛型

主要症狀：失眠，多夢易醒，心悸健忘，神疲食少，頭暈目眩。

治法：益氣健脾，養血安神。

腎虛型

主要症狀：腰痠背痛，舌尖紅，雙目乾澀，入睡難。

治法：益氣生津，補腎寧心。

心血虛型

主要症狀：心悸，易驚，失眠，健忘，眩暈，面色蒼白，唇舌色淡，脈細弱。

治法：補氣，養血，安神。

氣陰兩虛型

主要症狀：心悸氣短，失眠健忘，心神不寧，久咳聲低，乾咳少痰。

治法：滋陰補氣，安神養心。

肝腎虧損型

主要症狀：頭昏頭痛，失眠多夢，心悸健忘，大便不暢，或兼咳喘等。

治法：滋補肝腎，寧心安神。

預防調養

1. 臨睡前聽聽曲調委婉、節奏舒緩的音樂，有助眠的作用。
2. 睡前做深呼吸，有助於自律神經系統恢復平靜，使人得以入睡。

心悸

心悸指因外感或內傷，致心臟急劇跳動，驚慌不安，甚則不能自主為主要特徵之病證。主要成因是氣血陰陽虧虛，致使心失所養，或痰飲瘀血阻滯，致使心脈不暢。本病相當於西醫學中的心律不整。

心氣陽虛型

主要症狀：心悸氣短，動則加劇，或突然昏仆，汗出倦怠，面色㿠白，或形寒肢冷，舌淡苔白，脈沉弱或沉遲。

治法：溫補心陽，補益心氣，安神定悸。

心脾兩虛型

主要症狀：心悸氣短，頭暈目眩，失眠多夢，健忘，面色無華，神疲乏力，納呆食少，腹脹便溏，舌淡紅。

治法：益氣補血，健脾養心。

心血不足型

主要症狀：心悸氣短，頭暈目眩，失眠健忘，面色無華，倦怠乏力，納呆食少，舌淡紅，脈細弱。

治法：補血養心，益氣安神。

心陰虧虛型

主要症狀：心悸易驚，心煩失眠，口燥咽乾，五心煩熱，自汗盜汗，舌紅少苔，脈細數。

治法：滋陰清熱，養血安神。

預防調養

1. 平時不要過度勞累，睡眠時間要充足，盡量避免熬夜。夜晚睡眠時間不足時，白天應適度午休。

2. 避免進食高脂肪、辛辣刺激及過鹹食物，同時要戒菸戒酒，不要喝濃茶、咖啡等，以免加重心悸的症狀。

便祕

便祕是指由於大腸傳導功能失常，排便週期延長；或週期不長，但糞質乾結難解；或糞質不硬，雖有便意，但排出不暢的一種病證。臨床常伴腹痛、腹脹、噯氣、食欲減退等症狀。

氣虛型

主要症狀：雖有便意，臨廁努掙乏力，難以排出，掙則汗出氣短；便後疲乏尤甚，面色白，神疲氣怯，舌淡嫩、苔白，脈弱。

治法：健脾益氣，潤腸通便。

血虛型

主要症狀：大便乾結，面色無華，頭暈目眩，心悸；或顴紅耳鳴，舌淡，脈細；或舌紅少苔，脈細數。

治法：潤燥，活血，疏風。

腎虛陽衰型

主要症狀：大便乾或不乾、排出困難，形體消瘦，小便清長，頭暈耳鳴，心煩少寐，腰膝痠軟或酸冷。

治法：溫腎逐寒，通陽開秘。

陰虛血虧型

主要症狀：腹部脹滿疼痛的感覺不明顯，只是在解大便時，常有費力、解不盡的感覺。

治法：瀉熱導滯，潤腸通便。

陰虛血燥型

主要症狀：大便乾結如羊屎狀，艱澀難行，潮熱盜汗，五心煩熱，舌紅少苔，脈細數；或伴有心悸，顴紅，失眠，眩暈，腰膝痠軟。

治法：疏風瀉火，潤燥通便。

預防調養

1. 應多攝取富含膳食纖維的食物，有助於改善便祕，比如全穀類、水果、蔬菜及堅果等。

2. 每天飲水量要充足，每公斤體重至少 30 毫升。

消化不良

消化不良是由胃腸動力障礙所引起的症狀，主要分為功能性消化不良和器質性消化不良。本節介紹的功能性消化不良，中醫歸屬於「脘痞」「胃痛」「嘈雜」等範疇。

脾胃濕熱型

主要症狀：納呆食少，口乾不飲（口乾不想喝水），胃脘部痞滿，心煩口苦，身體困倦，小便赤黃，大便不爽等。

治法：清熱燥濕，理氣健胃。

脾胃虛寒型

主要症狀：喜溫喜按，腹部隱痛，胃脘痞滿，神疲乏力，食少便溏，腸鳴，畏寒肢冷，勞累後症狀加重。

治法：溫中健脾，溫脾散寒。

脾胃氣虛型

主要症狀：消化不良，噯氣食少，脘腹脹滿，大便溏泄。

治法：益氣健脾，和胃。

肝胃不和型

主要症狀：胃脘脹痛，竄及兩脇，噯氣或排氣後緩解，情緒鬱怒則加重，胸悶食少，排便不暢。

治法：理氣消脹，和胃止痛。

暑濕鬱熱型

主要症狀：中上腹燒灼痛、嘈雜泛酸水，有燒心感覺，口乾或苦，舌紅苔黃，脈弦或數。

治法：解表化濕、理氣和中。

預防調養

1. 適量吃一些有助於消化的食物，如優酪乳等，以增強胃腸消化功能。

2. 可吃一些山楂健胃、助消化，但不宜過量食用，也不宜空腹食用。

腹瀉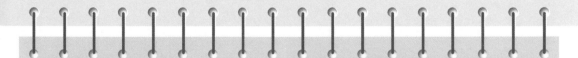

　　腹瀉可分為急性腹瀉和慢性腹瀉，若腹瀉次數過多，體內大量的電解質及水分隨糞便流失，就會出現全身乏力等症狀，也會嚴重影響正常的工作及生活。

風寒腹瀉型

主要症狀：大便稀，帶有泡沫，或伴鼻塞，流清涕。

治法：溫中散寒。

傷食腹瀉型

主要症狀：大便次數多、氣味酸臭，腹脹，或伴隨噁心嘔吐。

治法：消食，導滯，和胃。

濕熱腹瀉型

主要症狀：大便水樣，或帶有黏液，肛門周圍發紅，或伴發熱。

治法：解肌透表*，清熱解毒，利濕止瀉。

脾虛腹瀉型

主要症狀：腹瀉時間長或反覆發作，大便夾有不消化食物殘渣，面色發黃，食欲不振。

治法：健脾，祛濕，益氣。

1. 腹瀉期除了不要吃冷飲外，還要注意食物的涼熱屬性，比如西瓜、雪梨、冬瓜等就屬於涼性食物，腹瀉患者應盡量少吃。

2. 腹瀉會導致身體缺水，這時要多補充水分，溫開水是較好的選擇。

3. 腹瀉患者應避免吃油膩、煎炸、燒烤等食品，過硬或者難以消化的食物也盡量少吃。

---

* 解肌透表指解除表證。疏解肌表，促使發汗。

耳鳴

　　耳鳴是一種惱人的病症，也可能是多種疾病的症狀表現。耳鳴會使人心煩意亂、坐臥不安，嚴重者可影響正常的生活和工作，所以要找出病因並積極治療。

肝火上擾型

主要症狀：耳如雷鳴，耳脹耳痛，頭痛眩暈，目紅面赤，生氣時會加重。

治法：清肝泄熱，解鬱通竅。

腎精虧損型

主要症狀：耳如蟬鳴，夜間較甚，聽力下降，伴隨有頭暈眼花、腰膝痠軟。

治法：滋陰補腎，潛陽肅竅。

痰火邪結型

主要症狀：耳如蟬鳴，聽力下降，頭昏沉重，胸悶脘痞，咳嗽痰多。

治法：清火化痰，降濁開竅。

脾胃虛弱型

主要症狀：耳鳴，勞累後加重，耳內空虛或發涼，倦怠乏力，納呆便溏。

治法：健脾益氣，升陽通竅。

氣滯血瘀型

主要症狀：耳鳴日漸加重，或覺眩暈不適，胸悶不舒，煩躁易怒。

治法：活血，散瘀，通竅。

預防調養

1. 避免在強雜訊環境下長時間停留或過多地接觸雜訊。
2. 注意飲食調理，減少攝入油膩高熱量飲食，以防積滯成痰，導致痰火鬱結而致耳鳴。

牙痛 ✎

　　牙痛大多是由牙齦炎、牙周炎、齲齒或折裂牙而導致牙髓感染所引起。中醫經絡學說中，齒與腎、齦與胃的關係最為密切。中醫辨牙痛，一般分為實、虛兩種，治療方法也不同。

胃火型

主要症狀：牙齒痛甚，牙齦紅腫，或出膿滲血，腫連腮頰，牙齒明顯叩痛，兼見發熱頭痛，口渴引飲，口臭，大便祕結，舌紅、苔黃厚，脈象洪數。

治法：清胃瀉熱，涼血止痛。

風火型

主要症狀：牙齒疼痛，牙齦紅腫疼痛，呈陣發性，遇風發作，遇冷痛減，受熱痛增，兼有發熱、惡寒、口渴、舌紅。

治法：疏風清熱，解毒消腫。

風熱型

主要症狀：牙齒疼痛，呈陣發性，遇風發作，患處得冷則痛減，受熱則痛增，牙齦紅腫，全身或有發熱，惡寒，口渴，舌紅、苔白，脈浮數。

治法：疏風泄熱。

虛火型

主要症狀：牙齒隱隱疼痛，牙齦微紅腫，久則牙齦萎縮，牙齒鬆動。咀嚼無力，午後痛甚，兼見心煩失眠，眩暈，口乾不欲飲，舌質紅嫩、少苔，脈細數。

治法：滋陰益腎、降火止痛。

預防調養

1. 注意口腔衛生，早晚刷牙，飯後漱口，防止齲齒引起牙痛發生。
2. 齲齒患者應該避免吃甜食。

濕疹

　　濕疹是一種常見、有滲出傾向、瘙癢劇烈的「火」症性皮膚病，多由於某些外界刺激與機體內的敏感因素互為影響所致。中醫認為濕疹主要是風、濕、熱引起，需詳細辨證後治療。

濕熱型

主要症狀：皮膚可見紅斑、腫脹、丘疹、水泡、滲液較多，浸淫成片，瘙癢較劇烈。可伴有發熱，小便短赤，舌質紅、苔黃膩，脈滑數或弦滑數。

治法：清熱利濕，佐以祛風。

脾虛型

主要症狀：皮損不紅，糜爛滲出不嚴重，皮膚粗糙、肥厚、乾燥，四肢不溫，舌淡，面色萎黃，疲倦乏力等。

治法：健脾祛濕，行氣和胃。

風熱型

主要症狀：皮膚見紅斑、丘疹、鱗屑、結痂，有少量滲液，舌質紅、苔薄白或薄黃，脈浮數。

治法：疏風清熱，佐以利濕。

血虛風燥型

主要症狀：患部皮膚增厚，表面粗糙，或呈苔癬樣病變，色素沉著，脫屑，或見頭暈乏力，腰痠肢軟，舌質淡紅、苔薄白，脈緩或濡細。

治法：養血祛風。

預防調養

1. 不宜搔抓。搔抓對皮膚是惡性刺激，濕疹容易加重，甚至出現糜爛、滲水、繼發感染。

2. 注意飲食。最好戒菸酒，不要吃容易誘發濕疹的食物，如魚、蝦、蟹、韭菜等。

3. 不宜用熱水洗澡。濕疹急性期不要洗澡，病情緩解後也不宜用熱水洗。

痤瘡

　　痤瘡是毛囊、皮脂腺的一種慢性炎症性皮膚病，好發於臉部、胸背部、肩膀和上臂，臨床以白頭粉刺、黑頭粉刺、炎性丘疹、膿皰、結節、囊腫等型態為主要表現。

肺胃熱盛型

主要症狀：患者多處於青春期，皮疹好發於顏面部，胸背部可有少量皮疹，皮損以紅色丘疹為主，個別上有膿頭，癢痛相兼，舌紅、苔薄白或薄黃，脈滑，大便乾結。

治法：疏風，宣肺，清熱。

濕邪蘊結型

主要症狀：面部出油較多，皮疹好發於顏面部，皮損以紅色丘疹、粉刺為主，舌淡或邊有齒痕、苔薄白，脈滑。

治法：清熱，化濕，通腑。

衝任失調型

主要症狀：皮損集中在顏面部，以暗紅色的丘疹、結節為主，時有疼痛，舌淡苔薄白，脈滑或細。女性伴有月經不調，常夾雜血塊。

治法：調理衝任。

熱毒壅盛型

主要症狀：此型患者發病較急，臨床症狀較重，面部油膩，皮損以結節、囊腫、膿腫、黑頭粉刺為主。

治法：清熱解毒。

預防調養

1. 多吃蔬菜和水果，少吃高脂肪、油膩、辛辣等刺激性食物，少喝碳酸飲料。
2. 洗臉宜用不含酒精成分的潔面乳，不能過度清潔皮膚，以免刺激油脂分泌，造成惡性循環。

第 18 課 中醫藥調理慢性病

高血壓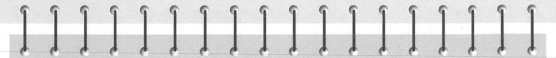

　　成年人正常血壓範圍是收縮壓（高壓）小於等於 120 毫米汞柱，舒張壓（低壓）小於等於 80 毫米汞柱。當收縮壓大於等於 140 毫米汞柱或舒張壓大於等於 90 毫米汞柱時，要及時就診。

肝陽上亢型

主要症狀：頭暈目眩，頭重腳輕，腰膝痠軟，舌紅少津，脈弦或弦細數。

治法：平肝潛陽，滋陰降火。

肝腎陰虛型

主要症狀：頭暈目眩，耳鳴，失眠健忘，心悸乏力，口乾舌燥，眼睛乾澀，手足心熱，腰痠腿軟，舌質紅、舌苔少。

治法：滋補肝腎，滋陰降火。

痰濁內阻型

主要症狀：眩暈頭痛，胸脘滿悶，納呆噁心，肢體困重，體倦嗜睡，經常流口水。

治法：息風化痰，祛風除濕。

陰陽兩虛型

主要症狀：頭昏眼花，面白少華，心悸氣短，腰膝無力，夜尿頻多，面部或下肢浮腫，舌質淡嫩等。

治法：陰陽雙補，補腎強身。

預防調養

1. 建議每人每日食鹽攝入量應在 6 克以下，除了料理中的鹽，也須要注意醃製品及食品中添加的鹽（如糕點、麵條等）。

2. 要養成定時喝水的習慣，充足的飲水可以促進體內新陳代謝。

糖尿病

糖尿病的症狀表現類似於中醫的消渴症，以多飲、多尿、多食及消瘦為主要特徵。基本病機為陰津虧耗，燥熱偏盛。消渴日久，病情失控，則陰損及陽，熱灼津虧血瘀，而致氣陰兩傷，陰陽俱虛，絡脈瘀阻，經脈失養，氣血逆亂，臟腑器官受損，所以需盡早介入治療。

肝胃鬱熱型

主要症狀：脘腹痞滿，胸脅脹悶，面色赤紅，形體偏胖，腹部脹大，心煩易怒，口乾口苦，大便乾，小便色黃，舌質紅、苔黃，脈弦數。

治法：開鬱清熱。

氣陰兩虛型

主要症狀：倦怠乏力，氣短懶言，易汗出，胸悶憋氣，脘腹脹滿，腰膝痠軟，虛浮便溏，口乾口苦，舌淡胖、苔薄白，脈虛細無力。

治法：益氣養陰。

陰虛火旺型

主要症狀：五心煩熱，急躁易怒，口乾口渴，渴喜冷飲，易飢多食，時時汗出，失眠多夢，溲赤（小便短赤）便祕，舌紅赤、少苔，脈虛弦數。

治法：滋陰降火。

陰陽兩虛型

主要症狀：小便頻數，五心煩熱，口乾咽燥，畏寒肢涼，面色蒼白，神疲乏力，腰膝痠軟，舌淡胖、苔白而乾，脈沉細無力。

治法：陰陽雙補。

預防調養
1. 要控制多糖多脂食物的攝入，盡量少吃宵夜，清淡飲食。
2. 維持規律運動的習慣，增強體質。
3. 避免過度勞累和緊張，經常保持心情舒暢。

冠心病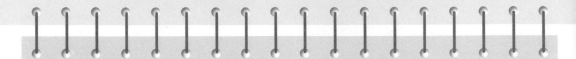

　　冠心病是冠狀動脈心臟病的簡稱，屬中醫胸痹的範疇。一般來說，冠心病多發於40歲以上者，通常男性多於女性。導致冠心病的因素很多，除了年齡、遺傳等非人為因素外，還包括吸菸等人為因素，對這些因素多加控制，有助於防治冠心病。

心脈痹阻型

主要症狀：多見胸部刺痛或隱痛、絞痛，固定不移，時作時止，勞累時加重，舌質紫暗。

治法：活血通絡。

氣滯痰壅型

主要症狀：多見胸悶如窒而痛，或痛引肩背，氣短喘促；肢體沉重，形體肥胖，痰多，舌苔濁膩。

治法：理氣化痰。

心腎兩虛型

主要症狀：胸悶隱痛，勞累時加重，心悸氣短，腰痠膝軟。

治法：交通心腎，通陽散結。

氣虛血瘀型

主要症狀：多見胸部刺痛或隱痛，時作時止，勞累時加重，心悸氣短，倦怠懶言，舌質紫暗。

治法：益氣活血。

陽虛寒凝型

主要症狀：胸痛徹背（向背部放射），感寒痛甚，胸悶氣短，心悸，重則喘息，不能平臥，面色蒼白，四肢厥冷，畏寒，唇甲淡白或青紫，舌淡白或紫暗、舌苔白。

治法：通陽散結，行氣，祛痰，化瘀。

預防調養

1. 飲食要避免油膩、高熱量的食物，肥肉和油炸燒烤食品是禁忌。

2. 適度運動，尤其增強心肺功能的有氧運動。

慢性支氣管炎

慢性支氣管炎是由支氣管慢性炎症，造成反覆咳嗽、咳痰或喘息等症狀的疾病，發生原因包括吸菸、外界刺激（如空氣污染、揮發性氣體的刺激等），治療時需辨清病因及症狀後，依證型用藥。

風寒襲肺型

主要症狀：喘促胸悶，咳痰稀白，舌苔薄白而滑，脈浮緊。

治法：宣肺散寒。

痰熱鬱肺型

主要症狀：喘促鼻翼煽動，咳痰黃稠難出，身熱，喜冷飲，尿赤，大便乾結，舌苔黃膩，脈滑數。

治法：清泄痰熱。

痰濁鬱阻型

主要症狀：喘咳痰多，色白，胸中窒悶，噁心，納呆，舌苔白厚膩，脈滑。

治法：化痰降氣。

表寒裡熱型

主要症狀：咳逆上氣，咳而不爽，痰吐稠黏，伴有形寒，身熱，身痛，有汗或無汗，口渴；苔薄白或黃，脈浮滑。

治法：宣肺泄熱。

肺虛型

主要症狀：喘促少氣，咳聲低弱，自汗畏風，舌質淡，脈軟弱。

治法：補肺，益氣，養陰。

 預防調養

1. 氣溫驟降、免疫功能下降等很容易引起慢性支氣管炎復發，所以平時要注意預後防護。

2. 吸菸容易誘發慢性支氣管炎發作，應戒菸同時避免吸二手菸。

中風

中風在臨床上分為中臟腑和中經絡兩大類。中經絡，一般無神志變化，病症輕；中臟腑則常出現神志不清，病情重。其中，中臟腑有閉證和脫證之別。閉證，以邪實內閉為主，屬實證；脫症，以陽氣欲脫為主，屬虛證。

中臟腑

陽閉證

主要症狀：突然昏仆，不省人事，牙關緊咬，兩手緊握，肢體強痙，面紅目赤，身熱，氣粗，煩躁不安。

治法：辛涼開竅，清肝息風。

陰閉證

主要症狀：突然昏仆，不省人事，牙關緊閉，口噤不開，兩手緊握，大小便閉，肢體強痙，面色蒼白，靜臥不煩，四肢不溫，痰涎壅盛。

治法：辛溫開竅，豁痰息風。

脫證

主要症狀：突然昏仆，不省人事，目合口張，面色蒼白，氣息低微，汗出肢冷，舌痿，脈細弱或脈微欲絕。

治法：益氣回陽，扶正固脫。

中經絡

風痰阻絡型

主要症狀：突然口眼歪斜，語言不利，口角流涎，肌膚麻木，嚴重者出現半身不遂，或兼見惡寒、發熱等。

治法：祛風養血，化痰通絡。

陰虛陽亢型

主要症狀：平素頭暈頭痛，耳鳴目眩，失眠多夢，腰膝痠軟，突然口眼歪斜，語言不利，或手足重滯，甚則半身不遂，舌紅苔膩，脈弦細數或弦滑。

治法：育陰潛陽，鎮肝息風。

預防調養 中風患者一定要戒除菸酒，因為菸草中的尼古丁和酒精會影響血壓，不利於身體恢復。

痛風 /

痛風是因為嘌呤代謝異常，導致血液中尿酸濃度過高而引起急性關節炎，症狀表現為關節的紅、腫、熱、痛，而且是劇烈疼痛。痛風屬於中醫「痺證」的範疇，治療時應分寒熱虛實辨證用藥。

寒濕痺阻型

主要症狀：關節疼痛，腫脹不甚，局部不熱，痛有定處，屈伸不利，或見皮下結節或痛風石，肌膚麻木，舌苔薄白或白膩，脈弦或濡緩。

治法：溫經散寒，除濕通絡。

濕熱蘊結型

主要症狀：局部關節紅腫熱痛，發病急驟，病及一個或多個關節，多兼有發熱、惡風、口渴、煩悶不安或頭痛汗出，小便短黃，舌紅苔黃，脈弦滑數。

治法：清熱利濕，通絡止痛。

痰瘀痺阻型

主要症狀：關節疼痛反覆發作，日久不癒，時輕時重，或呈刺痛，固定不移，關節腫大，甚至強直畸形，屈伸不利，皮下結節，或皮色紫暗，脈弦或沉澀。

治法：活血化瘀，化痰散結。

脾虛濕阻型

主要症狀：屬無症狀期，或僅有輕微的關節疼痛症狀，或高尿酸血症，或見身困倦怠，頭昏頭暈，腰膝痠痛，納食減少，脘腹脹悶，舌質淡胖或舌尖紅、苔白或黃厚膩，脈細或弦滑等。

治法：健脾利濕，益氣通絡。

預防調養

1. 痛風患者平時應限制高嘌呤食物的攝入，如海鮮、啤酒、動物內臟、肉餡肉湯、豆製品等，以免誘發痛風發作。

2. 增加鹼性食品攝取，有助於促進尿酸排出，又能供給豐富的維生素和無機鹽，有利於痛風好轉。

慢性胃炎

　　慢性胃炎是一種常見的胃部疾病，屬中醫「胃脘痛」、「痞滿」、「吞酸」、「嘈雜」、「納呆」等範疇。其病機多由脾胃素虛，內外之邪乘而襲之，使脾之清陽不升，胃之濁陰不降所致。

脾胃虛弱型

主要症狀：胃脘痞滿脹痛，食欲缺乏，食後腹脹，倦怠乏力，舌淡苔白，脈細弱。

治法：溫中健脾。

脾胃虛寒型

主要症狀：胃脘隱痛，喜暖喜按，空腹痛甚，得食痛減，肢冷便溏，舌淡胖或邊有齒痕，脈細或遲。

治法：暖胃健脾。

胃陰不足型

主要症狀：胃痛隱隱，餓卻不思食，口燥咽乾，大便乾結，舌紅少苔或光淨無苔，脈細數。

治法：養陰益胃。

肝氣犯胃型

主要症狀：胸脘脹悶，攻撐作痛，胃痛連兩脇，噯氣頻繁，大便不暢，且諸證多與情緒因素相關，或有咽部異物感等。

治法：疏肝理氣，和胃解鬱。

肝鬱胃熱型

主要症狀：胃脘灼痛，痛勢較急，煩躁易怒，泛酸嘈雜，口苦口乾，便祕，舌紅苔黃，脈弦數。

治法：清泄鬱熱，和胃抑酸，止痛。

預防調養

1. 慎食辛辣刺激性食物，以免刺激胃黏膜，引發胃部不適。
2. 平時多吃軟爛易於消化的食物，用餐時需細嚼慢嚥。
3. 注意情緒調節，避免生氣（怒氣或悶氣）。

慢性鼻竇炎

　　慢性鼻竇炎是以鼻塞、流膿鼻涕、頭痛、嗅覺減退、慢性咽炎為主要表現的疾病，病程較長，可達數年至數十年，反覆發作，經久難癒。

肺經風熱型

主要症狀：間歇性或持續性鼻塞，鼻涕量多而白黏或黃稠，嗅覺減退；可能伴有頭痛，兼有發熱惡風，汗出，或咳嗽，舌質紅、舌苔薄白，脈浮數。

治法：疏風清熱，宣肺通竅。

膽腑鬱熱型

主要症狀：鼻涕膿濁，量多，色黃或黃綠，或有腥臭味，鼻塞，嗅覺減退；兼有頭痛劇烈，煩躁易怒，口苦，咽乾，舌質紅、舌苔黃或膩，脈弦數。

治法：清泄膽熱，利濕通竅。

脾胃濕熱型

主要症狀：鼻塞重而持續，鼻涕黃濁而量多，嗅覺減退；頭昏悶；或頭重脹，倦怠乏力，胸脘痞悶，納呆食少，舌質紅、苔黃膩，脈滑數。

治法：清熱利濕，化濁通竅。

脾肺氣虛型

主要症狀：鼻塞，頭昏，記憶力減退，鼻涕膿濁，時多時少；面色萎黃或白，少氣乏力，大便溏薄；鼻腔黏膜不充血，但腫脹，並有黏性或膿性分泌物；舌淡、苔白，脈細弱。

治法：健脾補肺，祛寒開竅。

預防調養

1.注意工作和生活環境的清潔，盡量避免接觸粉塵和化學氣體，特別是有害氣體。

2.減少冷空氣對鼻腔的刺激，適當時戴上口罩。

第 19 課 「難言之隱」不再愁

痛經

　　女性在行經前後或期間，小腹及腰部疼痛、墜脹，甚至劇痛難忍，伴有腰痠、面色蒼白、冷汗淋漓、手足厥冷、嘔吐等，並隨著月經週期發作，稱為痛經。

寒凝胞中型

主要症狀：經行小腹冷痛或絞痛，得熱則痛減；月經推後，經量少，經色暗，有小血塊；面青唇白，形寒肢冷，便溏，舌質青紫、苔白，脈沉緊。

治法：溫經散寒，化瘀止痛。

濕熱下注型

主要症狀：經前或經期小腹疼痛，拒按，伴腰骶脹痛；平時小腹脹痛不適，經期加劇，或有低熱起伏或小腹游灼熱感，白帶較多、色黃質稠、有臭氣；舌質紅、苔黃或膩，脈弦數。

治法：清熱除濕，化瘀止痛。

氣滯血瘀型

主要症狀：經來小腹脹痛，或陣發性絞痛難忍，坐臥不安，噁心嘔吐，肢冷汗出，甚或昏厥；或經前胸脇、乳房脹痛，煩躁易怒。

治法：理氣活血，化瘀止痛。

氣血虛弱型

主要症狀：行經時或經後小腹綿綿作痛；或小腹空墜、喜按；或月經推後，經量少、經色淡、質稀；面色㿠白無華，神疲乏力，舌質淡、苔薄白，脈弦細弱。

治法：補氣養血，調經止痛。

預防調養

1. 堅持每晚睡前用熱水泡腳，有助於促進血液循環及緩解痛經。
2. 兩手搓熱，置於小腹部順時針方向輕揉可緩解疼痛，也可以用熱水袋暖腹。

白帶異常

白帶異常一般是指白帶量、色、質、味方面的異常，如出現白帶增多、水樣白帶、泡沫性白帶、豆腐渣樣白帶、黃綠色膿性白帶、白帶中有血絲等。根據表現出的症狀不同，治療方法也不同。

脾虛型

主要症狀：帶下色白或淡黃、質黏稠、無臭氣，面色蒼白或萎黃，神疲乏力，食欲不振，四肢不溫，舌質淡、苔白或膩，脈細弱。

治法：健脾益氣，升陽除濕。

腎陽虛型

主要症狀：白帶清冷如水、量多、質稀薄、終日淋漓不斷，腰脊酸楚，形寒畏冷，小便頻數而長，夜尿多，大便溏薄，舌質淡、苔薄白，脈沉弱。

治法：補腎培元，固澀止滯。

腎陰虛型

主要症狀：帶下量多、色紅或赤白相兼、質稠，兼見五心煩熱，口乾咽燥，腰膝痠軟，頭昏眼花，舌紅、少苔。

治法：益腎滋陰，清熱止帶。

濕熱下注型

主要症狀：帶下量多、色黃或呈膿性、質黏稠、有臭氣，可伴有尿頻、尿急、小便短赤，舌紅、苔黃，脈弦數。

治法：清熱，利濕，止帶。

預防調養

1. 平常不宜多食生冷、寒涼食品，應多食具有補脾、益腎固下作用的食物，如山藥、扁豆、蠶豆、木耳、豇豆等。

2. 注意腹部保暖，盡量避免穿低腰褲，晚上睡覺時腰腹部應適度覆蓋。

慢性盆腔炎

慢性盆腔炎是指女性內生殖器及其周圍結締組織、盆腔腹膜的慢性炎症。多為急性盆腔炎未徹底治療，病程遷延及反覆發作造成，也可由其他原因引起。主要表現為下腹疼痛、墜脹感及腰骶部疼痛等。

濕熱型

主要症狀：低熱，小腹疼痛，有灼熱感，口乾不欲飲，帶下量多、色黃、質稠，或赤黃相兼。

治法：清熱解毒，健脾除濕，通絡活血。

濕熱瘀滯型

主要症狀：小腹脹痛，口苦口乾，帶下黃而稠，小便混濁，大便乾結，舌暗紅、苔黃或白，脈弦或弦數。

治法：益腎和血，理氣止痛。

熱毒型

主要症狀：高熱，寒顫，頭痛，小腹疼痛，帶下量多如膿、臭穢，尿黃便祕，舌質紅、苔黃，脈滑數。

治法：清熱解毒，利濕涼血。

瘀血阻滯型

主要症狀：下腹持續疼痛拒按，或經行不暢，或量多有塊，舌紫黯或有瘀斑瘀點、苔薄，脈沉弦或澀。

治法：活血，調經，止痛。

衝任虛寒型

主要症狀：小腹冷痛，喜暖喜按，帶下量多、色白、質稀，畏寒肢冷，舌質淡、苔薄白，脈沉細。

治法：養血溫經，散寒止痛。

預防調養

1. 勤換內褲，不穿緊身、化纖材質的內褲。

2. 多吃蔬果，多喝水，以補充身體的水分，戒菸戒酒，禁食辛辣刺激食物。

3. 少熬夜，多鍛鍊身體，提升自身抵抗力。

更年期症候群 ✏

　　女性進入更年期後，腎氣漸漸衰退，月經量漸漸減少進而絕經，生殖功能逐漸降低。如果更年期女性身體原本就虛，或受到生活環境因素的不利影響，就更容易出現以月經紊亂、潮熱盜汗、心悸、頭暈等為主的更年期症狀。

肝鬱氣滯型

主要症狀：易煩躁、激動、發怒，伴有頭暈耳鳴，腰痛，足心熱，汗多，經常汗流浹背，舌紅或暗。

治法：疏肝解鬱，益氣養血，健脾安神。

肝腎陰虛型

主要症狀：五心煩熱，頭暈，耳鳴，失眠多夢，腰膝痠軟；或伴有口乾舌燥，月經週期紊亂，經量或多或少或淋漓不斷，舌質紅、少苔。

治法：滋補肝腎，養血安神。

氣血虧虛型

主要症狀：倦怠乏力，頭暈頭痛，記憶力減退，面色萎黃，食欲低下，白帶量多，舌淡、苔薄滑。

治法：益氣補血，健脾養心。

腎陰陽兩虛型

主要症狀：五心煩熱，盜汗或自汗，四肢發涼，失眠，多夢，舌紅無苔、脈細數或舌淡苔白、脈沉遲。

治法：滋陰，溫陽。

預防調養

1. 更年期女性應注意補充鈣質，適量吃含鈣量高的食物，如魚肉、牛奶等。
2. 保持生活規律，心情開朗，有自己的興趣愛好。

前列腺炎

前列腺炎一般分為急性前列腺炎和慢性前列腺炎兩種。急性前列腺炎以尿急、尿頻、尿痛為主要特徵。慢性前列腺炎是由急性前列腺炎發展而來，以小便頻數、短澀、滴瀝、刺痛為主要特徵。

急性前列腺炎

濕熱下注型

主要症狀：尿頻、尿急、尿痛，尿道有灼熱感，小腹或會陰部疼痛，發熱惡寒，大便祕結，小便短赤或尿血，口乾口苦，舌質紅、苔黃膩，脈滑數。

治法：清熱利濕，行氣活血。

熱毒蘊盛型

主要症狀：陰部紅腫熱痛，或出現膿血尿，尿道灼痛，或小便淋漓澀痛，高熱不退，口渴喜飲，大便祕結，舌質紅、苔黃，脈弦而數。

治法：清熱解毒，活血化瘀。

慢性前列腺炎

濕熱型

主要症狀：小便頻數，熱澀疼痛，遺精頻作，口苦而乾，噁心嘔吐，下肢困重，大便乾結，舌質紅、苔黃膩，脈弦滑數。

治法：清熱導濕。

腎虛型

主要症狀：小便頻數，淋漓不暢，尿如膏脂，小腹疼痛，五心煩熱，大便乾結，小便黃少，失眠多夢，舌質紅、少苔，脈細數。

治法：補腎澀精。

預防調養

1. 忌食辛辣、油膩等食物，如辣椒、油炸食品等。
2. 注意生活起居，保持充足的休息和睡眠，適度加入運動鍛鍊。

陽痿

陽痿是指男性陰莖不能勃起進行性交，或陰莖雖能勃起，但不能維持足夠的硬度完成性交，或性交過程中出現過早射精的現象。青壯年男性大多因心理因素導致，中醫治療陽痿時，須要根據不同的證型選擇不同的治療方法。

命門火衰型

主要症狀：陽痿勢重，陰莖痿而不起；眩暈，耳鳴，肢體畏寒，小便清長，夜尿頻作；舌質淡紅，脈沈細遲。

治法：溫補下元*。

濕熱下注型

主要症狀：陰莖舉而不堅，陰囊潮濕或癢，尿黃莖痛，急躁易怒，咽乾口苦，脅肋、少腹、睪丸痛脹。

治法：清熱利濕。

恐懼傷腎型

主要症狀：驚恐之後陽事不舉，或臨交媾即慮前恐之鑑，遂發陽痿；膽怯多疑，日有聞聲而恐，聞音而悸；舌質淡紅，脈結代。

治法：益腎寧神。

腎氣虛型

主要症狀：陰莖不能勃起或勃起而不堅。頭暈健忘，耳鳴失聰，腰膝痠軟，神疲乏力，短氣自汗，舌質淡紅，脈虛弱。

治法：補腎精，益腎氣。

肝鬱不舒型

主要症狀：陽痿，胸悶不舒，鬱鬱不樂，喜嘆息，胸脇脹滿，口苦，咽乾或咽中有異物感，苔薄白，脈沉。

治法：疏肝解鬱。

預防調養

1. 積極進行各種運動鍛鍊，增強體質，做到勞逸結合。
2. 進行適當的精神治療，解除精神上的負擔，消除擔心、害怕、緊張的情緒。

---

*「下元」為下焦的元氣，元氣又稱「原氣」、「真氣」、「真元之氣」。

早洩

早洩是指男性行房事時過早射精而影響正常性生活的一種病證，是男子性功能障礙的常見病證，多與遺精、陽痿相伴出現。早洩多由精神因素引起，工作和生活壓力過大、焦慮、失眠等，均可成為早洩的誘因。

相火亢盛型

主要症狀：早洩，性欲亢進，腰膝痠軟，五心煩熱，眩暈頭痛，目赤耳鳴，面部烘熱，舌質紅、苔薄少或黃，脈弦數或細數。

治法：滋陰降火。

腎氣不固型

主要症狀：早洩，性欲減退，腰膝痠軟，面色晦暗，小便頻數甚則失禁，舌質淡、苔薄少，脈細弱。

治法：益腎固精。

肝氣鬱結型

主要症狀：精神抑鬱，脇肋及少腹脹痛，胸悶善太息，少寐多夢，舌質淡、苔薄白，脈弦。

治法：疏肝解鬱。

心脾虧虛型

主要症狀：早洩，氣短乏力，面色無華，心悸怔忡，腹脹便溏，少寐多夢，食少納呆，頭暈健忘，舌質淡、苔薄白，脈細弱。

治法：補益心脾，固澀精氣。

肝經濕熱型

主要症狀：早洩，陰莖易舉，口苦納呆，胸悶脇痛，陰囊熱癢，小便黃赤，舌質紅、苔黃膩，脈弦滑而數。

治法：清瀉濕熱。

預防調養
1. 長期久坐的男性早洩發病率高，所以不宜久坐。
2. 節制性生活，規律性生活，避免過度手淫。

遺精

遺精是指男子不因性交而精液自行洩出的現象，基本病機為腎失封藏、精關不固。中醫將遺精根據有夢或無夢分為兩類，有夢而遺者稱夢遺，無夢而遺者稱滑精。夢遺者輕，滑精者重。頻繁的遺精，會加重腎之精氣耗傷，嚴重的可導致性功能障礙、不育等症。

心腎不交型

主要症狀：夢交失精，心煩不眠，腰痠腿軟，頭昏耳鳴，口咽乾燥，舌質紅、苔少，脈細大數。

治法：交通心腎，滋陰安神。

肝火亢盛型

主要症狀：多為夢遺，煩躁易怒，口苦咽乾，小便短赤，舌質紅，脈弦數。

治法：清肝瀉火，安寧精神。

濕熱下注型

主要症狀：遺精頻作，心煩少寐，口苦或渴，或胸脘悶脹，小便熱赤不爽，舌質紅、苔黃膩，脈滑數。

治法：清熱化濕。

陰虛火旺型

主要症狀：多為夢遺，夜寐不安，頭目昏花，耳鳴，心悸，神疲乏力，腰腿痠軟，五心煩熱，盜汗，小便短黃而熱感，舌質紅、苔少，脈細數。

治法：滋陰降火，佐以固澀。

脾虛下陷型

主要症狀：滑精，氣短懶言，肢倦無力，面色萎黃，納呆口淡，腹瀉便溏，舌質淡紅、苔白，脈沉細。

治法：補中益氣，健脾固精。

預防調養

1. 調節情志，放鬆心情。
2. 合理安排膳食，飲食清淡，減鹽少油，少飲酒，多食蔬菜及含蛋白質豐富的食品。

第 20 課　兒科疾病辨證治療

小兒肺炎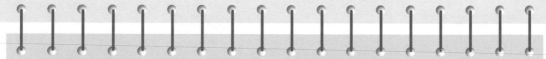

　　小兒肺炎是兒童常見的肺系疾病，臨床以發熱、咳嗽、痰壅、氣急鼻煽為主要症狀，重者可見張口抬肩、呼吸困難、面色蒼白、口唇青紫等症狀。一般起病較急，需及時治療。

風寒閉肺型

主要症狀：惡寒發熱，無汗，咳嗽氣急，痰白而稀，不渴，舌苔薄白或白膩、質不紅，指紋青，脈浮緊。

治法：辛溫解表，宣肺化痰。

痰熱閉肺型

主要症狀：持續壯熱，煩躁口渴，咳嗽痰鳴，喘促鼻煽，口唇青紫，舌紅苔黃，脈弦滑，指紋紫紅或青紫。

治法：清熱瀉肺，滌痰平喘。

風熱閉肺型

主要症狀：發熱有汗，口渴，咳嗽痰黏或黃，氣促鼻煽，面赤唇紅，咽乾，舌紅苔黃，指紋青紫，脈浮數。

治法：辛涼解表，宣肺化痰。

肺脾氣虛型

主要症狀：低熱不定，咳嗽無力，喉中痰鳴，神疲氣短，面色無華，動則汗出，納呆便溏，舌淡苔白滑，脈細無力。

治法：益氣健脾。

預防調養

1. 合理安排孩子的飲食，少食生冷瓜果、冷飲、葷腥食品等。
2. 避免呼吸道刺激，居家環境要保持空氣流通，避免在孩子面前吸菸。

小兒積食

小兒積食主要是指小兒乳食過量，損傷脾胃，使乳食停滯於中焦所形成的胃腸疾患。主要表現為腹部脹滿、大便乾燥或酸臭、矢氣臭穢、噯氣酸腐、肚腹脹熱。治療宜選擇具有消食導滯作用的中藥，可根據患兒的病症特點進行辨證施治。

乳食壅積型

主要症狀：夜臥不安、煩躁多啼、食欲不振，或嘔吐酸餿乳食、腹部脹實，或時有腹痛、大便酸臭或臭穢，或伴低熱。

治法：消乳消食，導滯和中。

脾胃氣虛型

主要症狀：患兒面色萎黃，精神萎靡不振，頭髮枯焦，消瘦，消化不良，大便溏稀，四肢不溫，愛哭，睡眠不實。

治法：益氣，健脾，消積。

積滯傷脾型

主要症狀：患兒形體消瘦，體重不增，毛髮稀，面色發黃，精神不振，多食善飢，腹脹便祕，煩躁。

治法：和胃健脾，消積理脾。

氣血兩虛型

主要症狀：患兒面色蒼白，口渴唇乾，頭大頸細，頭髮枯黃，厭食，大便稀，哭聲無力。

治法：補氣，養血，健脾。

預防調養

1. 不能給孩子吃得過飽，要控制孩子吃零食的量。
2. 用餐完後可以帶孩子散步，或引導孩子進行其他適量運動。

小兒遺尿症 ╱

　　小兒遺尿是指小兒不自覺地排尿。睡中自出者，俗稱尿床。常見於 3 歲以上的小兒。多因腎氣不足、膀胱寒冷、下元虛寒，或病後體質虛弱、脾肺氣虛，或不良習慣所致。中醫根據不同症狀分為不同證型，並有相應的治法。

肝經濕熱型

主要症狀：睡中遺尿，小便黃而量少，面赤唇紅，性情急躁，舌紅苔薄黃，脈數有力。

治法：瀉肝，清熱，利濕。

脾肺氣虛型

主要症狀：睡後遺尿，少氣懶言，神疲乏力，面色蒼黃，食欲不振，大便溏薄，易自汗，舌質淡胖、苔薄白，脈軟無力。

治法：補脾益氣，固澀小便。

下元虛寒型

主要症狀：睡中經常遺尿，多則一夜數次，醒後方覺；神疲乏力，面色蒼白，肢涼怕冷，腰腿軟弱，小便清長，舌質淡、苔薄白，脈沉無力。

治法：溫補腎陽，固澀小便。

預防調養

1. 家長要正確糾正，耐心引導，不能恐嚇患兒。
2. 如果是發育不健全所引起的，可以在孩子飲食上下功夫，進行食療法。
3. 適度進行排尿訓練。

小兒厭食症

厭食是小兒時期的一種常見病症，臨床以較長時期厭惡進食，食量減少為特徵。可能發生於任何季節，但夏季暑濕當令之時，症狀加重。各年齡兒童均可發病，以1～6歲為多見。患兒除食欲不振外，一般無其他明顯不適，預後良好。但長期不癒者，可使氣血生化乏源，抗病能力下降，而易罹患他症，甚或影響生長發育，轉化為疳證*。

脾胃濕熱型

主要症狀：不思飲食，厭惡進食，甚至拒食，口渴不欲飲，噁心甚至嘔吐，口臭，大便酸臭或大便乾。

治法：健脾祛濕，清熱和胃。

脾胃氣虛型

主要症狀：顏面無光澤，不思飲食，食後不消化，乏力，易出汗，腹脹，大便偏稀、可夾有不消化食物。

治法：健脾益氣，佐以助運。

脾失健運型

主要症狀：食欲不佳，精神尚可，面色欠佳，愛流口水，食後腹脹，大便不調。

治法：調和脾胃，運脾開胃。

脾胃陰虛型

主要症狀：不思飲食，口乾喜飲，形體消瘦，易煩躁，夜間睡眠不安，手足心熱，大便乾。

治法：健脾益氣，生津開胃。

預防調養

1. 餐食要多樣化，經常變換花樣，可以用食物做一些可愛的造型，吸引孩子用餐。

2. 改善飲食環境，吃飯時不要讓孩子看電視，使孩子能夠集中注意力用餐。

---

* 疳證是由於餵養不當或疾病影響，導致脾胃受損，氣液耗傷而形成的小兒慢性病證。

小兒驚風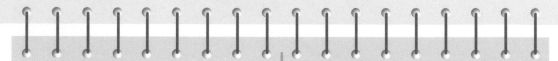

　　小兒驚風分為急驚風和慢驚風。急驚風是以四肢抽搐、頸項強直、兩目上視、牙關緊閉，甚或神昏為主要表現。慢驚風是指小兒驚風以發病緩慢、無熱、抽搐時發時止、緩而無力為其特點，其主要症狀為面黃肌瘦、形神疲憊、四肢倦怠或厥冷、時有抽搐、呼吸微弱、昏睡露睛。臨床上，中醫根據不同的症狀表現分為不同的證型，治療方法也不同。

急驚風

風熱驚風型

主要症狀：發熱驟起，頭痛身痛，咳嗽流涕，煩躁不寧，四肢拘急。舌紅苔白，脈浮數或弦數。

治法：疏風清熱，息風止痙。

氣營兩燔型

主要症狀：起病急驟，高熱煩躁，口渴欲飲，神昏驚厥，舌深紅或絳、舌苔黃糙，脈數有力。

治法：清熱涼營，息風開竅。

慢驚風

脾虛肝亢型

主要症狀：形神疲憊，面黃不飲，糞稀青綠、時有腹鳴，四肢不溫，神志不清、時或抽搐，舌淡苔白，脈沉弱。

治法：溫運脾陽。

脾腎陽虛型

主要症狀：面色白或灰滯，精神極萎頓，沉睡昏迷，口鼻氣涼，撫之不溫，四肢厥冷，舌淡苔薄白，脈沉細無力。

治法：溫補脾腎，回陽救逆。

預防調養

1. 為增強孩子體質，多讓孩子參與戶外體育活動。
2. 防止小兒跌撞頭部，引起腦外傷。

漫畫黃帝內經 素問 篇【典藏版】

漫畫黃帝內經 靈樞 篇【典藏版】

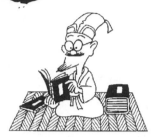

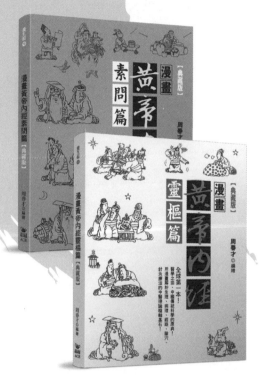

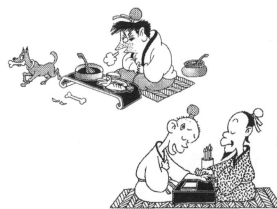

　　《黃帝內經》是中國醫學史上首部論述養生觀念和病理診療的經典巨著，全書包括〈素問〉與〈靈樞〉兩大部分，共十八卷，一百六十篇，十四萬字。

　　〈素問〉部分，完整記錄黃帝和他的首席醫官岐伯相互研討醫理藥學的精彩內容，以黃帝時期的哲學理念來闡明醫學問題，其間博涉天文、曆法、地理、音律等等，全面闡述了陰陽五行、人體生理、臟象氣血、腧穴針道、病因病理、診療、醫德養生、運氣學說等中醫基本理論與保健知識。

　　〈靈樞〉部分，針對神靈之樞要，喻其討論所及，乃至聖至玄之理，完整記錄黃帝和他的首席醫官岐伯暨醫療團隊伯高、雷公、少俞、少師相互研討醫理藥學的精釆內容，並特別提出以細針疏通經脈，調和氣血，亦即至今仍盛行不衰的針灸療法，蘊藏人體生理、病理、診療、養生等豐富的專業理論與保健知識。其注重天人合一、陰陽平衡的健康理念，兩千多年來一直是中醫理論泉源，更是中國人奉為圭臬的生活起居大法。

　　作者的出版目的，在於將艱深枯燥的中藥知識變成生動有趣的圖文漫畫，使讀者認識和理解醫學之宗。

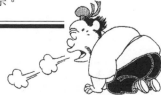

國家圖書館出版品預行編目資料

一看就懂中醫入門 / 武建設編著. ——初版——新北市：
晶冠出版有限公司，2023.12
面；公分. ——（養生館；52）

ISBN 978-626-97254-4-1（平裝）

1.CST:中醫

413   112020168

作品名稱：《一看就懂中醫入門》
作者：武建設
本書繁體中文版經江蘇鳳凰科學技術出版社有限公司／漢竹授權，由晶冠出版有限公司出版
繁體中文版本。
版權所有，盜版必究。

養生館 52

一看就懂中醫入門

主 編 者　武建設
編 者　漢竹
審 訂　陳柏儒／南京中醫藥大學中西醫結合臨床博士、
　　　　　南京中醫藥大學中醫內科碩士、中國中醫執業醫師
行政總編　方柏霖
副總編輯　林美玲
校 對　蔡青容
封面設計　ivy_design
出版發行　晶冠出版有限公司
電 話　02-7731-5558
傳 真　02-2245-1479
E-mail　ace.reading@gmail.com

總 代 理　旭昇圖書有限公司
電 話　02-2245-1480（代表號）
傳 真　02-2245-1479
郵政劃撥　12935041 旭昇圖書有限公司
地 址　新北市中和區中山路二段352號2樓
E-mail　s1686688@ms31.hinet.net
印 製　福霖印刷有限公司
定 價　新台幣360元
出版日期　2024年01月 初版一刷
ISBN-13　978-626-97254-4-1